Birgit Weidner

Hinlegen Augen zu Blumenwiese!

Mit dem Anti-Stress Programm in vier Wochen zu mehr Wohlbefinden und Balance

Mit einem Beitrag über Stresserfahrungen von Jens Weidner

MÖNCHENGLADBACH 2015
FORUM VERLAG GODESBERG

Bibliographische Information der Deutschen Nationalbibliothek

Die Deutsche Nationalbibliothek verzeichnet diese Publikation in der Deutschen Nationalbibliographie: detailierte bibliografische Daten sind im Internet über http://dnb.d-nb.de abrufbar.

Mönchengladbach 2015
Coverdesign: Spencer Illustrations
Layout: Carl Werner Wendland
Herstellung: BoD - Books on Demand, Norderstedt
Printed in Germany
ISBN 978-3-942865-40-1

Inhaltsverzeichnis

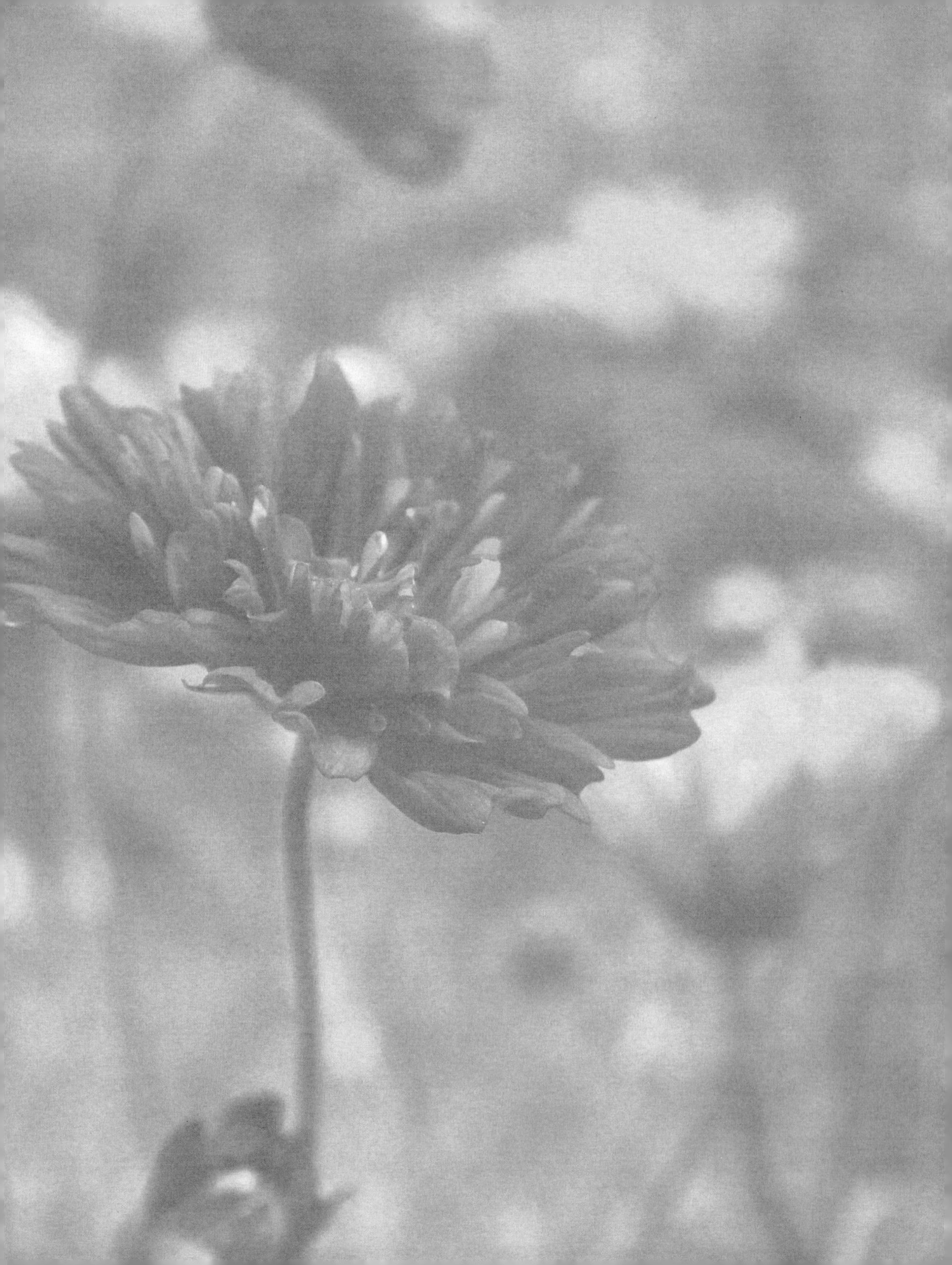

Vorwort

Prof. Dr. med. Georg Schürgers
Burn – Mental Management
BurnOn statt BurnOut
im Unternehmen

www.BurnOn.de

Stress und Stresserkrankungen spielen in der modernen Welt eine immer größere Rolle. Die Statistiken der Krankenkassen sprechen für sich und viele Menschen haben das Gefühl, dass sie letztlich gar nicht mehr zur Ruhe kommen. Zeit- und Leistungsdruck sind allgegenwärtig, und sowohl im privaten als auch im beruflichen Bereich werden die Klagen immer lauter, dass das eigentliche Leben irgendwie vorbeiläuft. Ohne Zweifel spielen hier gesellschaftliche und nicht zuletzt auch technologische Veränderungen eine große Rolle. In vielen Bereichen scheint der Mensch nicht mehr die Technik, sondern die Technik den Menschen zu bestimmen.

Darüber lässt sich trefflich klagen, wobei die meisten von uns die Vorteile dieser beschleunigten und verdichteten Welt nicht wirklich missen möchten. Die Frage ist, ob es brauchbare Techniken und Strategien gibt, in dieser Situation motiviert und gesund zu bleiben. Letztlich gestalten wir durch unser Verhalten, unsere Einstellungen und Werthaltungen die eigene Welt bedeutsam mit.

Zentral ist hier auch unser ganz persönlicher körperlicher und mentaler „Innenraum", den wir ignorieren oder nutzen können. Gerade das Gefühl „bei sich" zu sein, tritt bei vielen Menschen nur noch selten auf. Der Weg dorthin scheint vielen versperrt, da wir uns keine Zeit mehr nehmen, uns wirklich mit uns selbst und dem aktuellen Moment des Lebens zu beschäftigen. Oft sind wir nicht da, wo wir gerade sind, sondern eher bei unseren Zielen, Plänen und Absichten. Auch der Körper in seiner physischen Realität tritt in einer medial vermittelten Welt immer mehr in den Hintergrund. Die meiste Zeit sind wir

„Kopf“, analysieren Probleme, sammeln Informationen, füllen Datenbanken und versuchen Ziele zu erreichen. Der Körper ist mehr Gehäuse als inspirierender Lebensraum.

Im vorliegenden Buch gibt die durch zahlreiche Seminare sehr erfahrene Autorin vielfältige praktische Hilfestellungen. Die Übungen erscheinen für den Außenstehenden zunächst vielleicht fremdartig, beinhalten aber die Essenz jahrtausendalter Kulturen. Bei genauer Betrachtung und nach ein wenig Übung eröffnet sich das große Potenzial dieses Ansatzes gerade durch seine Einfachheit. Bewegen, wahrnehmen, spüren und den Moment erfahren stellen intensive Erfahrungen dar, die neue Perspektiven eröffnen.

Als Arzt für Menschen in psychischen Krisen, aber auch als Mentaltrainer für die sogenannten Erfolgreichen und „High Performer“ in einem expandierenden Wirtschaftssystem stellt sich mir oft die Frage, was neben der differenzierten Darlegungen der Schwierigkeiten und Belastungen eigentlich praktisch zu tun ist.

Birgit Weidner macht hier konkrete Vorschläge, die sie mit poetischen und philosophischen Aspekten verknüpft, einschließlich wertvoller Ernährungstipps, die Lust machen umgesetzt zu werden. Im Buch finden sich zahlreiche Anregungen, die neue Erfahrungen mit Körper und Geist ermöglichen, letztlich aber auch ein wenig Ausdauer und Geduld verlangen.

Fangen Sie einfach an und begeben Sie sich mit diesem Buch auf eine interessante Reise ...

Viel Spaß!

Ein Leben ohne Stress bleibt ein Traum – weniger ist aber möglich

Prof. Dr. phil. Jens Weidner
Hamburg 2015

www.prof-jens-weidner.de

Es gibt kein stressfreies Leben – nicht im Alltag und nicht in der Berufswelt. Termindruck und Anforderungen, die einfach schwierig zu erfüllen sind, bewirken psychische und die physische Anspannung. Dazu kommen beruflichen Träume, die nicht immer erreicht werden können, weil die Arbeitsbedingungen und die Firmen-Strukturen hinderlich sind. Oder das eigene Potential reicht einfach nicht aus, so dass man sich in einem Zustand permanenter Selbst-Überforderung befindet. Das ist ein typischer Fall von Ziel-Mittel-Diskrepanz und ein klassischer Stressauslöser: Das Spannungsverhältnis zwischen erträumten Zielen und realem Berufsalltag schürt psychische Belastungen und den Gedanken der tief verwurzelten Unzufriedenheit „irgendwie doch versagt zu haben".

Genau so erging es einer karrieremotivierten Berliner Lebensmittel-Chemikerin, die abwartend darauf hoffte, dass die Vorgesetzten endlich ihre breit gefächerten Qualitäten erkennen würden, sie aus dem Laborleben „befreien" und in „anspruchsvollere" Zirkel katapultieren, wenigstens aber zur Leiterin des Forschungslabors bestellen. Aber nicht einmal das geschah. Das hatte auch mit dem Selbst-Marketing der Frau zu tun, denn sie hatte ihre Ambitionen niemandem verraten und von alleine kam keiner ihrer Chefs darauf. Die Frau litt unter dem „Dornröschen-Syndrom". Sie möchte in ihrer Qualität von der Leitung erkannt und – um im Bild zu bleiben – wach geküsst werden. Aber auch das geschah nicht, denn man war ja mit ihr im Labor zufrieden. Ihre hervorragenden Laborleistungen führten dazu, dass die Chefs ihren Status zementierten: „Never change a winning team!" Die Stagnation nagte an ihrer Psyche: Sie kam einfach nicht weiter und sie war auch nicht in der Lage, selbstständig verändernde Anstöße zu geben. Den daraus resultierenden Frust nahmen auch Kollegen und Vorgesetzte wahr, die sich in ihrer Einschätzung einig waren: Für höhere Aufgaben wäre die Frau nicht geeignet. Sie schien ja schon jetzt am Limit zu sein. Diese Einschätzung stresste nun erst richtig. Sie fühlte sich im Hamsterrad gefangen *(vgl. Weidner 2011: 44)*.

Die meisten Gestressten haben zweifellos die kognitiven Fähigkeiten solche Strukturen und andere burn-out-Beschleuniger selbst zu durchschauen. Aber zwischen der Erkenntnis und abhelfenden Maßnahmen klafft eine Lücke. Diese kann zudem von berufstätigen Eltern kaum geschlossen werden, weil sich in das belastende Berufsleben auch noch der fordernde Familienalltag einwebt. Weder in den Abendstunden noch am Wochenende oder im Aktivitäten beladenen Urlaub bleibt Raum für erholsame Muße. Das Abschalten gelingt – wenn überhaupt – nur sehr zögerlich.

Hinter diesem „nicht loslassen können" steht ein zunächst durchaus positives Verantwortungsbewusstsein vieler Menschen: Es ist ihnen nicht nur nicht egal, wie „der Laden läuft"; sie wollen auch noch, dass er richtig gut läuft – im Büro und auch Zuhause! Mit der Zeit kann dieser Anspruch aber schleichend in eine Art Optimierungswahn münden. Der geht soweit, dass selbst in Zeiten einer erkrankungsbedingten Arbeitsunfähigkeit das schlechte Gewissen dominiert: Man kann nicht ausscheren, um zu genesen, sondern „muss" stattdessen noch per Mail und Telefon versuchen, die eigene Unersetzbarkeit im Job zu demonstrieren.

Das Ringen um die besten Ideen, das Mitbewerben um Finanzen und Personal ist ein Fulltime-Job, für den viele Dauerpräsenz signalisieren: 7 Tage die Woche, 24 Stunden am Tag. Spätestens dann belastet das Berufsleben das Private, die Beziehung zu Partnern, Familie und Kindern. Jetzt wird die berufliche Anspannung mit privaten Enttäuschungen ergänzt und die Stressoren können so richtig Fahrt aufnehmen.

Viele Betroffene suchen in diesen Phasen einen Ausgleich im schweißtreibendem Sport, der sie im Kopf vielleicht sogar tatsächlich frei macht: Das ist gut, sofern hier nicht auch gleich wieder der Leistungsgedanke dominiert. Andere fliehen in den Alkohol oder Tabletten, um überhaupt in den Schlaf zu finden. Wer hier nicht die Notbremse zieht, wird früher oder später vom Marathon des Lebens erschöpft und ausbrennen.

Birgit Weidner favorisiert das regelmäßige Ausscheren aus dem Alltag und konzipierte ein Übungsprogramm, das zu mehr Wohlbefinden und Balance führt. Mit dieser Empfehlung liegt sie goldrichtig und sie weiß, wovon sie spricht. Das haben wir auch zuvor in gemeinsamen Workshops am Gottlieb Duttweiler Institut für Wirtschaft und Gesellschaft in Zürich (GDI) immer wieder erfahren. Dort galt es, mit Führungskräften die richtige Dosis „Biss im Business zu analysieren“ und ihnen Entspannungstechniken zu vermitteln. Eine pfiffige Geschäftsführerin resümierte anschließend: „Sie wissen, wie man Stress-Machern begegnet. Ihre Frau weiß, wie man den ganzen Druck abbaut“.

Die Teilnehmer haben die stressreduzierenden Inputs dankend angenommen – weil sie ihnen erlauben, klarer zu denken und weil sie das Gespür für das richtige Verhältnis von Nähe und Distanz zu sich selbst und den Kollegen beleben. Das alles wird in Gang gesetzt durch Übungen, die systematisch aufeinander aufbauen und sich durch Wiederholungen nachhaltig kognitiv und somatisch verankern.

Mich haben die Anregungen meiner Frau fit gemacht, den beruflichen Marathon ohne Psychosomatose zu bestehen. Auch das ist wichtig, denn was nutzen die besten beruflichen Ideen, wenn man ein Glas-Kinn hat und bei jeder Alltagsbelastung zu Boden geht. Stress-Resistenz fördert in diesem Sinne Einstecker-Qualitäten und hilft Drucksituationen zu bewältigen oder sich ihnen schlicht zu entziehen.

Dieses Buch ermöglicht Stressabbau auf eine gesunde, sanfte und vor allem wirkungsvolle Art. Kurz: Wer Abschied aus dem Hamsterrad der beruflichen Schnelllebigkeit nehmen will, kommt nicht umhin, Strategien zu erlernen, die Balance und Wohlbefinden in beladenen Zeiten ermöglichen. Diese Strategien sind ein Schutz vor dem Burn-out, wie auch der Mediziner und Burn-on-Spezialist Prof. Dr. Schürgers im Vorwort zu diesem Übungsbuch betont. Dieses Buch ist ein Angebot, dessen Schönheit in seiner Präzision liegt:

Es ist leicht verständlich. Man kann das Entspannungsprogramm schnell und einfach erlernen und praktizieren. Und das Beste daran ist: It works!

Einleitung

Hinlegen – Augen zu – Blumenwiese

Wenn es doch nur immer so einfach wäre ... Abschalten von den Alltagssorgen, Abstand gewinnen von den Anforderungen im Beruf, die manchmal zu hoch erscheinen – das möchten viele Menschen gern. Doch natürlich geht das nicht immer von einer Minute zur anderen. Deshalb habe ich das Anti-Stress Programm entwickelt, das Ihnen hilft, Schritt für Schritt mit einfachen, aber wirkungsvollen Übungen zu mehr Energie und Gelassenheit zu finden. Bequem zu Hause am Morgen zu üben, um gut in den Tag zu starten oder abends, nach einem langen, vielleicht anstrengenden Tag, um wieder mehr bei sich selber anzukommen. Die Übungen und Meditationen aus dem Yoga und dem Qi-Gong wende ich seit Jahrzehnten in meinen Yogastunden an. Ich befragte meine Teilnehmer(innen), warum sie in meine Yogakurse kommen, was ihre Motivation sei. Hier eine kleine Auswahl ihrer Antworten: Ich finde Ruhe, ich löse mich beim Üben von meinen Problemen, ich genieße die Entspannung, ich schöpfe neue Energie, ich finde mein inneres Gleichgewicht wieder, ich kräftige meinen Körper. All das wünsche ich auch Ihnen!

In der ersten Woche haben Sie die Möglichkeit durch Übungen, die den Körper reinigen und durch vertieftes Atmen, Raum für Neues zu schaffen. Dabei hilft die Übung „der Reinigungsatem“ oder ganz bequem in der Rückenlage „das Entlasten der Beine“. Besonders wirkungsvoll nach einem langen Tag auf den Beinen ... !

In der zweiten Woche schöpfen Sie Kraft und gewinnen neue Energie. Übungen wie „das Schütteln des Körpers“ oder „die Selbstmassage“ mögen vielleicht zuerst befremdlich erscheinen, aber sehr schnell werden Sie merken, wie angenehm diese aktivierenden Übungen für das Körpergefühl und die Seele sind.

Mehr und mehr ins Gleichgewicht bringt Sie die dritte Woche. Eine bewährte Haltung ist hierbei „der Baum“, eine Grundhaltung aus dem Yoga, die Sie mit der Kraft und Stabilität der Erde verbindet.

Die vierte Woche führt in die Stille und Sammlung. In den vorangegangenen Wochen haben Sie schon gelernt, den Atem zu betrachten und als Mittel zu nutzen, um zu mehr innerer Balance zu finden. Mit der sogenannten „Yogavollatmung“ gelangen Sie noch mehr in Kontakt mit Ihrer Atmung und schaffen mit der anschließenden Meditationsübung die Voraussetzungen, den gegenwärtigen Moment bewusst zu erleben und zu genießen.

Apropos Genuss: Abgerundet wird jede Woche mit einem köstlichen ayurvedischen Rezept. Nach Lust und Laune können Sie diese einfach und schnell zuzubereitenden Gerichte untereinander austauschen oder als Vor-, Haupt- und Nachspeise kreieren. Wohltuend und gesund sind sie alle!

Jetzt bleibt mir nur noch, Ihnen viel Freude beim Auftanken, Entspannen und Entdecken zu wünschen.

Was verstehen wir unter Stress und warum fühlen sich manche Menschen eher gestresst als andere?

Die gute Nachricht vorweg: Wir sind belastbarer, als wir vielleicht manchmal glauben!

Forschungen belegen, dass der Mensch bei akuten, Stress erzeugenden Ereignissen erstaunlich belastbar ist und oft nur leichte, vorübergehende negative Stressreaktionen zeigt, um dann schnell zu einer Rückkehr zum normalen, gesunden Zustand zu finden *(Aronson 2008: 51)*. Auch sind wir durchaus in der Lage, uns an bestimmte Anforderungen zu gewöhnen, so dass sie uns nicht immerzu stressen. Problematisch wird es dann, wenn uns dies nicht gelingt, das heißt, wenn wir uns dauernd überfordert fühlen und wir nicht in der Lage sind, uns nach Stresssituationen abzuregen. Hierbei hilft Ihnen das Anti-Stress Programm!

Generell kann man sagen, dass Stress ein individuell wahrgenommenes, negatives Gefühl ist, das dann entsteht, wenn man sich nicht mehr in der Lage fühlt, die Anforderungen seiner Umwelt zu bewältigen. Interessant ist, dass unterschiedliche Personen die gleichen Ereignisse und Situationen ganz verschieden erleben und bewerten, je nach ihren eigenen Einstellungen und Denkmustern. So gibt es Menschen, die Prüfungssituationen oder Auftritte vor anderen Menschen als enorm belastend empfinden und sich dadurch völlig gestresst fühlen, andere hingegen gehen mit Gelassenheit an die herausfordernde Aufgabe. Es ist also nicht die Situation, die Stress erzeugt, sondern unsere subjektive Einstellung oder Haltung dieser Situation gegenüber. Dabei spricht man von persönlichen Ressourcen, die von Mensch zu Mensch unterschiedlich sind. Je nachdem, wie viele Ressourcen ein Mensch hat, desto besser oder schlechter kann er mit Stress umgehen. Leider ist es aber so, dass, je mehr Stress wir subjektiv erleben, also die Häufigkeit erlebter stressreicher Situationen groß ist, die Wahrscheinlichkeit steigt, krank zu werden.

Ohne Keule und keine Beule – was macht Stress eigentlich mit uns?

Wenn wir eine Situation als Stress empfinden, so löst sie verschiedene körperliche Reaktionen bei uns aus. Stress setzt unser Körper mit einer Bedrohung gleich, auf die er mit Flucht oder Angriff reagieren möchte. So werden unsere Energiereserven aktiviert, die wir für den Kampf oder die Flucht brauchen würden: Der Blutdruck steigt an, der Muskeltonus nimmt zu, Adrenalin wird ausgeschüttet – um nur einige Reaktionen aufzuzeigen. Allerdings gehen wir ja nicht in einen real ausgeführten Kampf, bei dem wir Keule schwingend die angestaute Anspannung wieder abbauen könnten, indem wir wie in der Steinzeit den Gegner umhauen. Wir rennen auch nicht schnellstmöglich vor dem vermeintlichen Angreifer davon. Deshalb ist es wichtig und gut, einen Weg zu finden, um unseren Körper und unsere Psyche wieder in einen ausgeglichenen Zustand zu bringen, damit wir nicht weiterhin unter einer inneren Anspannung leiden. Denn, sollte der Stresszustand häufig auftreten, ist es möglich, chronische Schäden zu entwickeln, wie zum Beispiel eine Schwächung des Immunsystems, Schlafstörungen, Reizbarkeit, Konzentrationsstörungen, Kopfschmerzen, Magenbeschwerden, Ängste. Darum wurde dieses Programm für alle entwickelt, die auf leichte Weise Gutes für Ihre Gesundheit tun möchten.

Also: Auf die Matte – fertig – los!

Das Anti-Stress Programm bietet eine gute Möglichkeit, ohne viel Aufwand den Körper zu stärken, den Geist zu beruhigen und dem Stress entgegenzuwirken. Die Körperübungen helfen, das Immunsystem zu stärken. Die Beweglichkeit der Wirbelsäule und der Gelenke wird gefördert, das Verdauungssystem arbeitet besser und die Lungenräume werden besser beatmet, so dass die Entgiftung des Organismus angeregt wird. Auch das Körperbewusstsein wird geschult und verändert sich. Durch die Meditationsübungen wird der Geist beruhigt und kann wieder regenerieren. Dadurch wird die Konzentrationsfähigkeit geschult. Wir alle kennen Tage, an denen viele Eindrücke und Aufgaben gleichzeitig auf uns einzustürmen scheinen. Dann kann es passieren, dass wir weniger konzentriert unterwegs sind, Dinge vergessen, nicht richtig zuhören oder gar zerstreut wirken. Am Ende eines solchen Tages fühlen wir uns erschöpft, finden aber dennoch keinen erholsamen Schlaf, weil uns die innere Unruhe im Schlaf weiter begleitet *(vgl. Trökes 2004: 175)*. Die Beobachtung des Atems und die in diesem Buch gezeigten Meditationsübungen schenken uns geistige Frische und Abstand zu den Einflüssen des Tages.

Strategien für ein stressfreieres Leben

In einer Welt, in der wir geprägt sind von Schnelligkeit, Effizienz und „alles gleichzeitig machen sollen" ist die Gefahr, sich selbst auszubeuten, groß.

Um stressfreier zu leben, ist es daher hilfreich, wenn Sie sich der Erwartungen anderer bewusst werden, sinnvolle Grenzen setzen, wenn die Ansprüche überzogen scheinen und sich selber nicht zu viel aufladen. Ein freundliches „Nein" ist erlaubt! Meistens verschafft es Ihnen sogar mehr Respekt, denn es signalisiert der Umwelt, dass Sie sich selber respektieren. Ist Ihnen das „Nein" noch zu direkt, beginnen Sie mit einem „ich überlege es mir". Sich seiner eigenen Grenzen bewusst zu werden und sie auch zu akzeptieren hilft, sich an den Tätigkeiten oder Begegnungen zu erfreuen, die wirklich wichtig sind und sie zu genießen. Seien Sie fürsorglich mit sich selber, nicht nur mit anderen. Überdenken Sie die Ansprüche an sich selbst, ob Sie wirklich immer und in jeder Lebenslage perfekt funktionieren müssen und wollen. Würde Ihre Freundin Sie weniger schätzen, wenn Sie zur Verabredung ins Café erscheinen und Ihre Haare nicht perfekt gestylt sind? Würde Ihre Frau Sie verlassen, nur weil Sie nicht mehr die knackige Figur haben wie vor Jahren, als sie sich kennenlernten? Und würde Ihre Chefin Sie entlassen, weil Sie mal einen schlechten Tag haben? Sicher nicht!

Die großen Tugenden machen einen Menschen bewundernswert, die kleinen Fehler machen ihn liebenswert.

Pearl S. Buck

Gönnen Sie sich kleine Ruhepausen im Arbeitsalltag und nehmen Sie ab und zu Tempo raus: Trinken Sie z.B. ganz bewusst und regelmäßig ein Glas Saft oder Wasser zwischendurch. Um die Augen zu entspannen und die Sinne auf etwas anderes zu richten, wenn Sie viel am Computer arbeiten, schauen Sie eine kleine Weile aus dem Fenster. Naschen Sie zwischendurch ein paar Nüsse, um den Energiespeicher aufzufüllen. So können Sie zwischendurch Kraft schöpfen für den Alltag.

Zauberformel ‚Loslassen' gegen Energie-Vampire – sonst hilft auch das beste Anti-Stress Programm nichts

„Wie innen, so außen, lautet eine spirituelle Weisheit. Das heißt: Wer sich mit Ordnung, Überschaubarkeit, Einfachheit umgibt, entlastet auch Geist und Psyche. Seien Sie wählerisch in dem, was Sie besitzen möchten – fragen Sie sich immer: Macht mich dieser Gegenstand wirklich glücklicher? Wer mit leichtem Boot segelt, fährt besser. Entrümpeln Sie Ihre Schränke, geben oder werfen Sie weg, was Sie nicht brauchen. Und gewinnen Sie damit mehr Freiheit" (Pittroff 2010: 102).

Auch ist es ein sinnvoller Beitrag zu einem nachhaltigen Lebensstil, wenn Sie Dinge oder Kleidung, die Sie nicht mehr brauchen, in die Kleiderkammer Ihrer Gemeinde geben, in den Secondhandladen oder vielleicht mit Freunden tauschen. Dankbare Abnehmer sind auch die Sozialkaufhäuser, die kostenlos Ihre Möbel abholen, die Sie ausrangiert haben und für kleines Geld an Bedürftige verkaufen.

Dieses „Aufräumen" kann man auch auf Beziehungen übertragen. Wenn Sie merken, dass sich Menschen aus Ihrem Umfeld nur melden, wenn Sie etwas von Ihnen wollen oder Sie das Gefühl haben, dass Sie sich nach jeder Begegnung mit bestimmten Personen genervt oder ausgelaugt fühlen, dann sind Sie wahrscheinlich „Energie-Vampiren" begegnet, denen es nach der Begegnung mit Ihnen viel besser geht ... Ihnen nicht. Versuchen Sie, solche Menschen zu meiden oder erst einmal mehr zeitliche oder örtliche Distanz zu diesen Menschen zu schaffen, um dann aus einer inneren Freiheit heraus die Begegnung wieder zu wagen. Suchen Sie Menschen, mit denen Sie sich wohl fühlen, von denen Sie sich verstanden und gestärkt fühlen. Schauen Sie, wer Ihnen wohl gesonnen ist. Diese Menschen interessieren sich für Sie, können zuhören und mit Ihnen lachen. Häufig findet man sie, wenn man sich einer Gruppe anschließt, sei es zum Beispiel einem Chor oder einer Laufgruppe. Sehr oft sind es Menschen, mit denen man eine gemeinsame Leidenschaft teilt.

Niemand ist eine Insel

Wenn wir erleben, dass andere unsere Sorgen und Ängste bemerken und uns hilfreich zur Seite stehen, bewältigen wir unsere Probleme leichter und sind deutlich gesünder *(vgl. Helgeson & Cohen 1996)*. Das kann die beste Freundin sein, die Familie oder verständnisvolle Kollegen, mit denen wir unsere Sorgen besprechen. Dazu gehört natürlich auch, dass wir unser Scheitern, die eigene Verletzlichkeit oder auch die eigene Bedürftigkeit annehmen. Zu akzeptieren, dass wir Schwächen haben und wir nicht immer unserem vielleicht perfekten Selbstbild entsprechen, ist natürlich nicht leicht. Aber es ist ein wichtiger Schritt, mit einer schwierigen Situation hilfreich umzugehen. Wir sollten uns trauen, Hilfe anzunehmen und uns anderen auch mit unserer Schwäche zu zeigen oder sie ihnen gar zuzumuten.

Jeder Mensch hat das Recht, glücklich zu sein!

Was macht uns glücklich? Können wir unser Glück vielleicht sogar beeinflussen oder kontrollieren?

Können wir Voraussetzungen schaffen, damit wir das Glück in unserem täglichen Leben leichter finden? Psychologen sind der Meinung, dass das Glückserleben zum Teil genetisch bedingt ist und von unserem Temperament abhängig ist. Manche

Menschen werden schon mit einem fröhlichen Temperament geboren, andere dagegen nicht. Man denke an die Babys, die einen sofort anstrahlen, wenn man sie anschaut und die Mütter dann bestätigen, dass es sich um ein ausgeglichenes und fast immer fröhliches Kind handelt – außer es ist hungrig oder müde ... Dann gibt es Faktoren, die außerhalb unserer Kontrolle liegen, dazu gehört z.B. in welchem Land wir leben und welche politische Situation dort herrscht (Demokratie, Frieden oder Unruhen, Bürgerkrieg).

Untersuchungen haben aber gezeigt, dass es durchaus Möglichkeiten gibt, das persönliche Glück und die Zufriedenheit im Leben zu steigern und somit beeinflussen zu können. Dazu gehören befriedigende Beziehungen, Beschäftigung mit etwas, das man sehr mag sowie Hilfsbereitschaft anderen gegenüber. Forscher stimmen darüber ein, dass sehr gute soziale Beziehungen ein Hauptgrund für persönliches Glück sind *(vgl. Baumeister & Leary 1995)*. So wurde eine Gruppe von sehr glücklichen Menschen mit einer Gruppe weniger glücklicher Menschen gleichen Alters und Bildung verglichen und es stellte sich heraus, dass die glücklicheren Menschen mit ihren Beziehungen zu anderen Menschen zufriedener waren und mehr Zeit mit ihnen verbrachten, als die Menschen der anderen Gruppe *(vgl. Seligmann 2005).*

Engagieren Sie sich für etwas, das Ihnen wichtig ist, arbeiten Sie an etwas, das sie wirklich mögen! Ob Sie nun leidenschaftlich gern malen, in einer Sportmannschaft sind und gemeinsam trainieren oder gern Gedichte schreiben, spielt keine Rolle. Gemeinsam ist diesen Beschäftigungen, dass Sie auf etwas hinarbeiten, um zu einem Ziel zu gelangen. Sei es das fertige Bild, der Sieg nach dem Match oder der gelungene Auftritt, wenn Sie zum Beispiel mit anderen musizieren. Während man auf etwas hinarbeitet, sich in einer Aufgabe verliert, gelangt man in einen angenehmen Zustand, der Flow genannt wird. Oft verliert man das Zeit- und Ortsgefühl, wenn man sich im Flow befindet, man „vergisst die Welt um sich herum“ – ähnlich Kindern, die ganz in ihr Spiel vertieft sind. Dieses Gefühl lässt wieder nach, wenn man sein Ziel erreicht hat. Ist man mit dem Ergebnis des Schaffens zufrieden, so stellt sich ein Gefühl der Zufriedenheit und des Glücks ein.

Eine weitere Methode, um mit sich selber zufriedener und glücklicher zu sein ist es, anderen zu helfen. Es ist ein Weg, um soziale Kontakte aufzubauen und das beglückende Gefühl zu haben, erwartet oder gebraucht zu werden.

Wie Sie sinnvoll und entspannt üben können

Das Anti-Stress Programm besteht aus vier aufeinanderfolgenden, dennoch in sich abgeschlossenen Wochen. Die Übungen der einzelnen Wochen bauen aufeinander auf und sind für Anfänger wie für Geübte gleichermaßen geeignet. Es wäre sinnvoll, einmal das ganze Programm zu üben. Das bedeutet, vier Wochen zu üben, wobei Sie dabei jede Woche täglich üben können oder auch zum Beispiel nur an 3-4 Tagen pro Woche. Es besteht danach die Möglichkeit, da Ihnen die Übungen nun vertraut sind, sich eine Woche, die Ihnen besonders gefallen hat oder besonders gut getan hat, über einen längeren Zeitraum zu üben. Die Übungsreihen sind sinnvoll aufeinander aufgebaut. Lassen Sie nach Möglichkeit keine Übung aus, auch wenn Sie Ihnen aus den vorherigen Wochen bekannt ist. Es sei denn, sie bereitet Ihnen Schmerzen oder sie fühlen sich unwohl damit. Sie profitieren von den Wiederholungen, denn so können Sie sich ganz auf deren Wirkung konzentrieren. Eine „Innenansicht der Bewegung“ wird erfahrbar, ohne sich intensiver dem Bewegungsablauf widmen zu müssen. So können Sie am besten vorgehen:

Wählen Sie einen Raum oder einen Ort, an dem Sie sicher sind, dass Sie für die nächsten 20-30 Minuten ungestört sein werden. Handy und Telefon stellen Sie aus. Wenn Sie mögen, gestalten Sie diesen Ort als besonderen Ort für sich, indem Sie z.B. eine Kerze oder Blumen aufstellen, den Platz mit einem schönen Stein oder einer Muschel, die Sie im Urlaub gefunden haben, dekorieren. Dinge also, mit denen Sie Entspannung und Wohlbefinden verbinden. Unbedingt beachten: Nehmen Sie etwa 1-2 Stunden vor dem Üben keine schwere Mahlzeit zu sich und trinken Sie auch unmittelbar vorher nichts.

Üben Sie nicht, wenn Sie sich krank fühlen oder schon erkrankt sind. Üben Sie auch nicht bei Erkrankungen des Bewegungsapparates, wenn Sie einen Hexenschuss haben, einen Bandscheibenvorfall oder sonstige starke Schmerzen. Klären Sie zuvor Ihre Beschwerden mit einem Arzt ab und zeigen Sie ihm eventuell die Übungen, die Sie machen möchten, um ganz sicher zu gehen, dass Sie Ihnen gut tun werden.

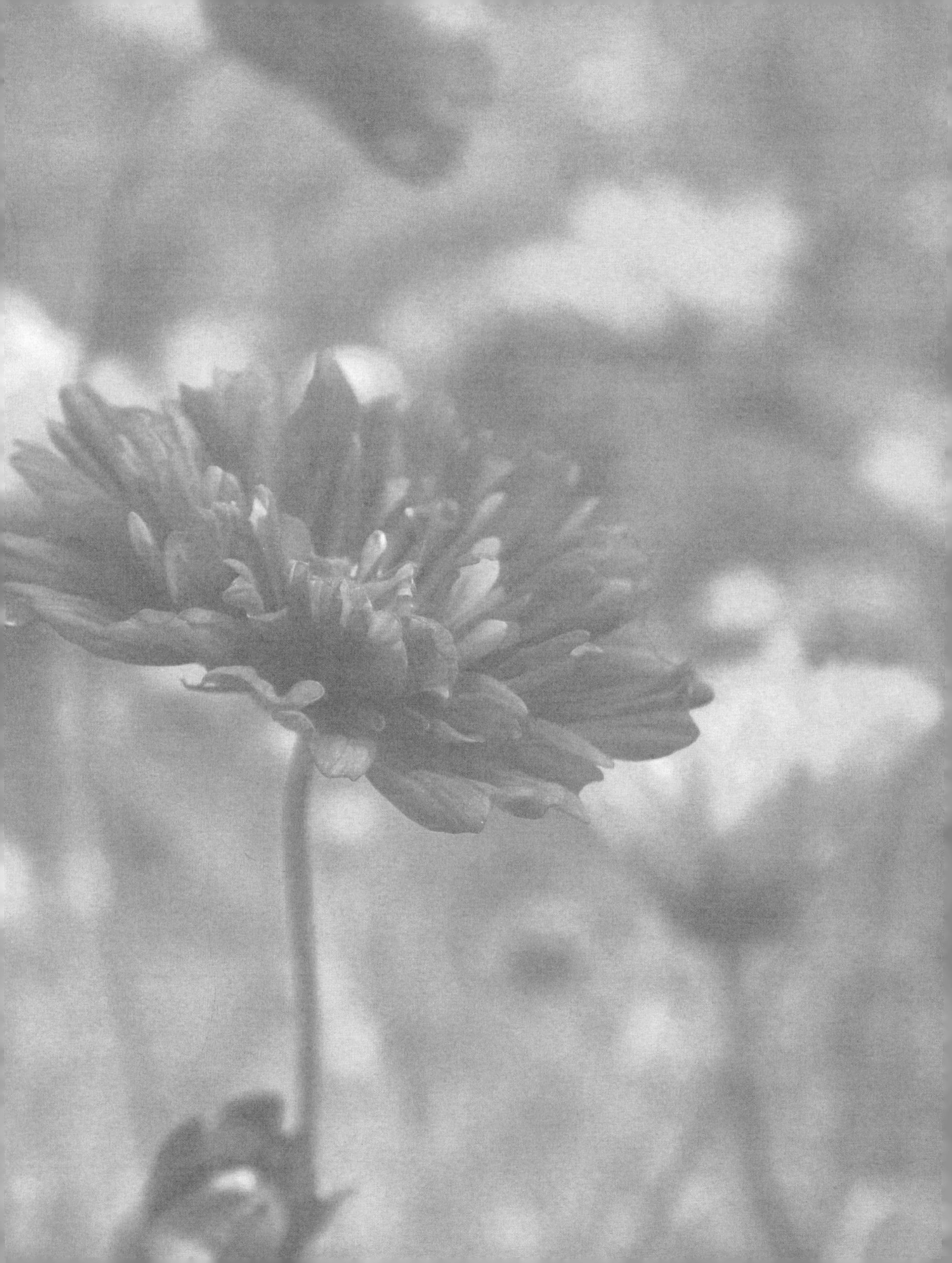

Die erste Woche des Anti-Stress Programms

Anspannung – Entspannung – Reinigung

Ein Gefühl der Wohlspannung erfahren, müde Beine entlasten, den Körper durch vertiefte Ausatmung entgiften und etwas gegen einen verspannten Nacken tun – das können Sie in der ersten Woche des-Anti-Stress Programms.

Entfernt

Ich bin weit entfernt
von mir

Komme mir
selber entgegen
und erwarte mich

Die Erwartung bleibt
hinter mir zurück

Rose Ausländer

Beginnen bedeutet,
sich öffnen für Neues, damit
Veränderung geschen kann.

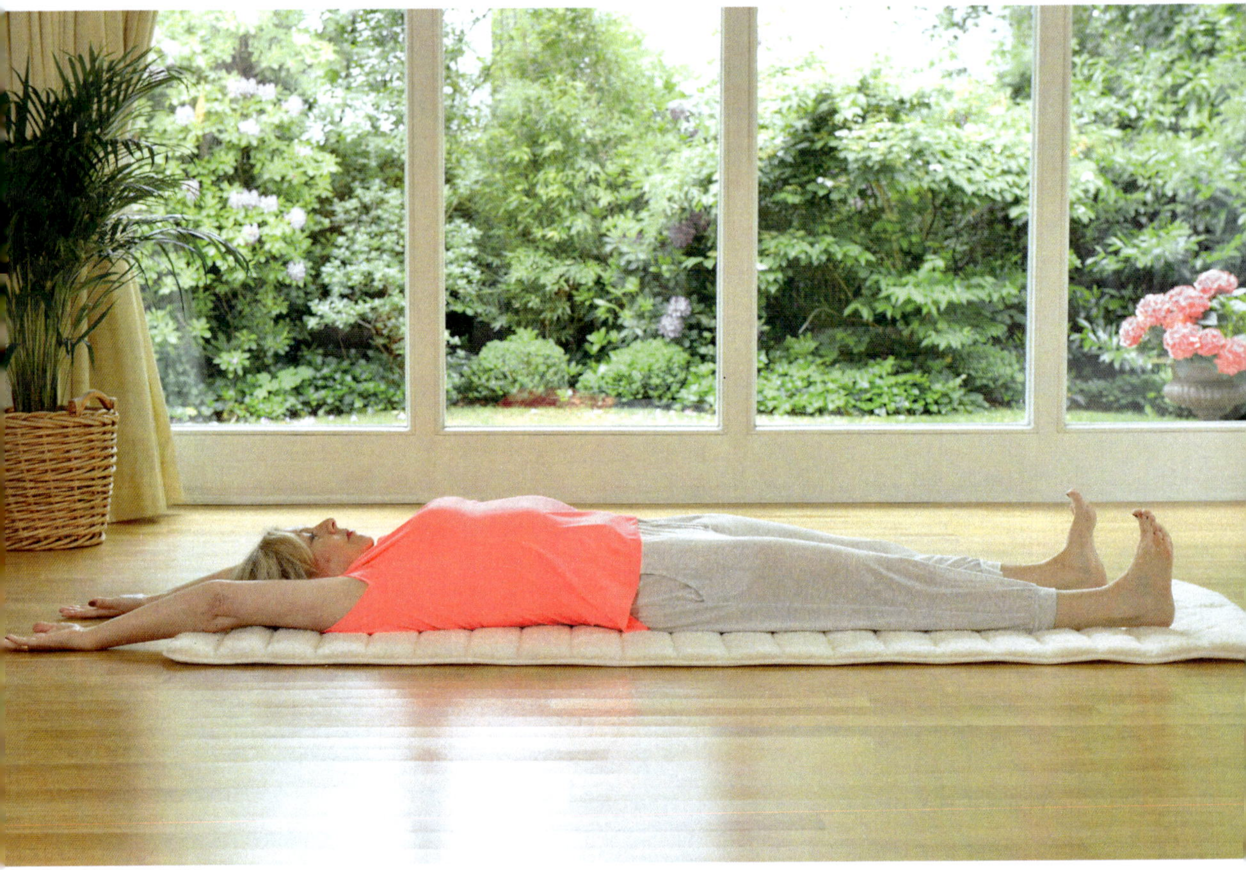

1. Übung

Genussvolles Dehnen des Körpers

Sie beginnen mit der Übungsreihe der ersten Woche in der Rückenlage auf einer warmen Unterlage, zum Beispiel einer Pilates-Matte oder einer Wolldecke. Um Müdigkeit zu vertreiben und Spannungen zu lösen, räkeln und dehnen Sie genussvoll den ganzen Körper. Dazu legen Sie die Arme lang hinter dem Kopf auf dem Boden ab und dehnen sich über die Fingerspitzen nach oben und über die Fersen nach unten in den Raum hinein. Anschließend räkeln Sie sich und rollen auf dem Boden hin und her, damit der ganze Rücken massiert wird. Falls das Bedürfnis nach Gähnen oder Seufzen aufkommt – lassen Sie es einfach zu – fühlen Sie sich frei, die Bewegungen und das Loslassen dadurch zu unterstützen.

Die Übung können Sie so lange ausführen, bis Sie das Gefühl haben, Sie möchten jetzt nachspüren und zur Ruhe kommen. Wann immer Sie das Bedürfnis im Alltag verspüren, sich zu dehnen oder zu räkeln – ob zum Beispiel morgens im Bett nach dem Aufwachen als Start in den Tag, am Schreibtisch nach konzentrierter Arbeit oder als kleine Erfrischungspause zwischendurch – geben Sie dem Impuls nach, um Müdigkeit und Anspannung zu vertreiben!

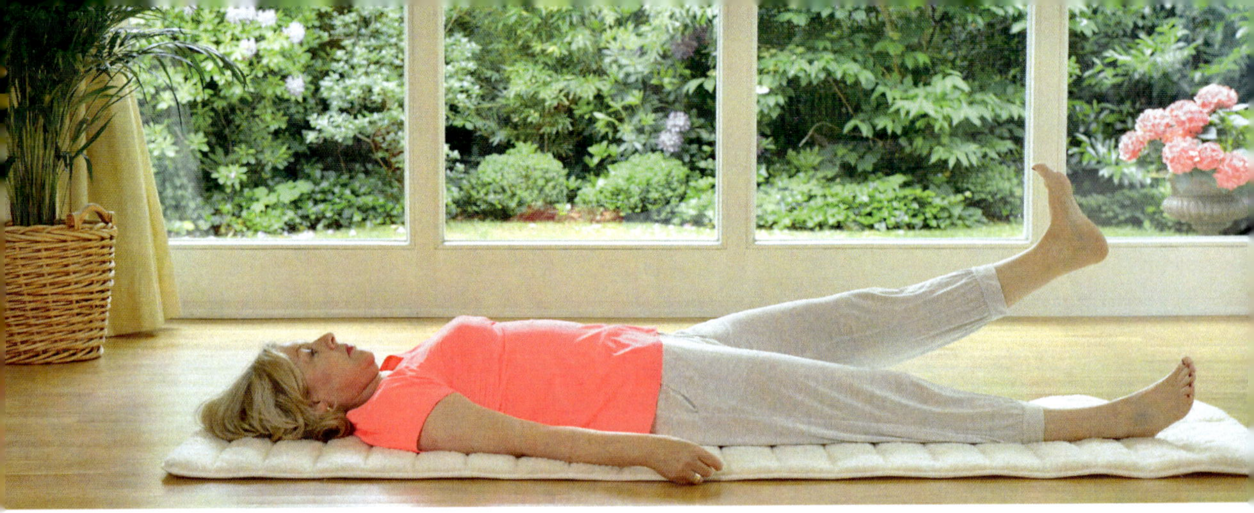
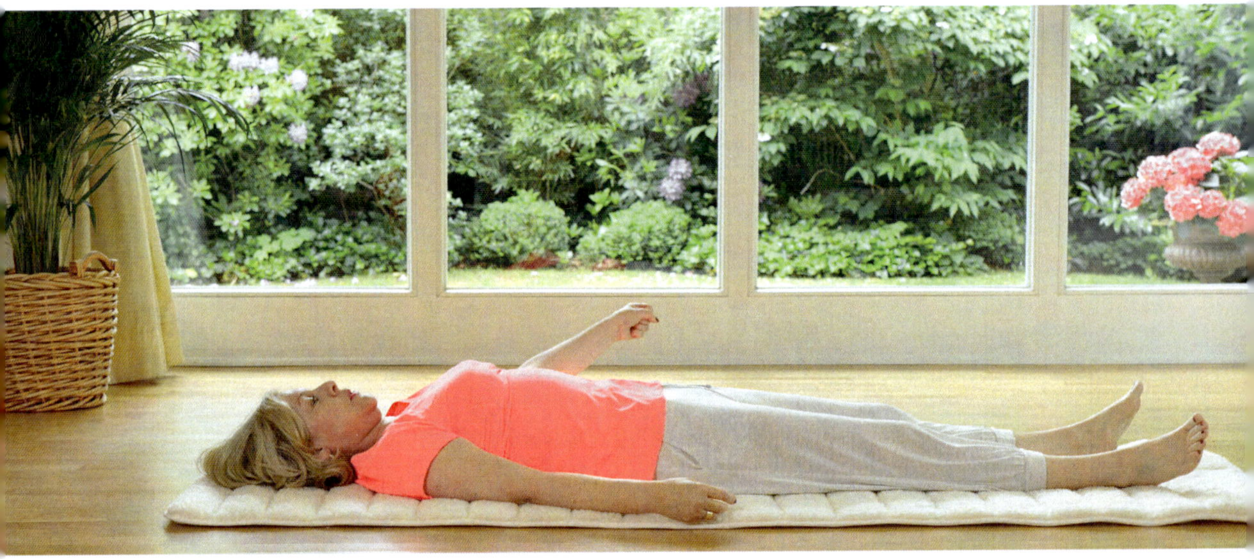
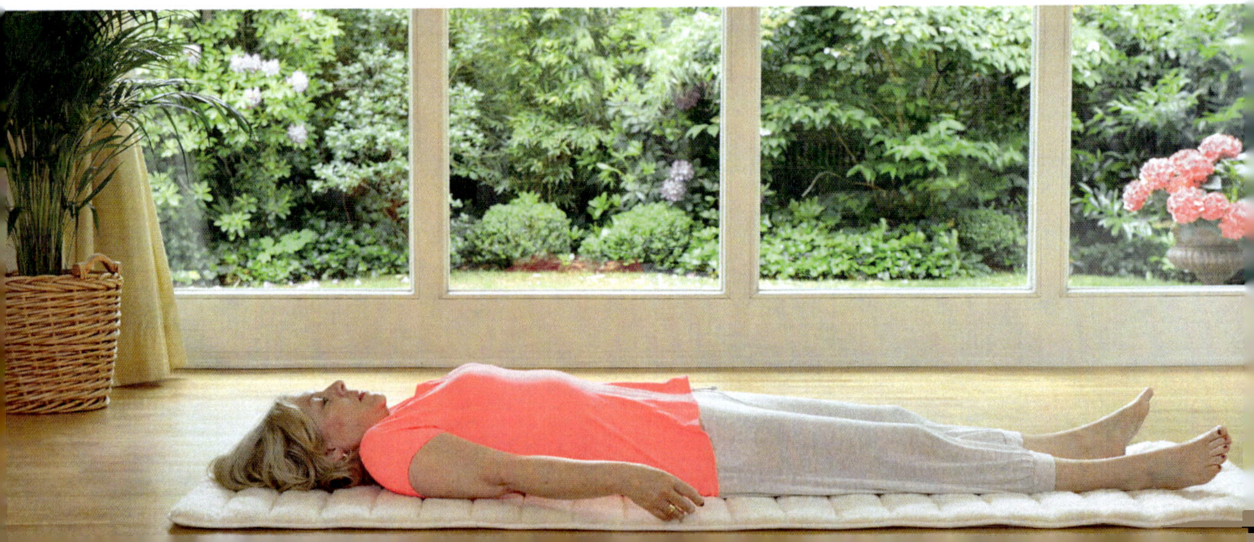

2. Übung

Anspannung – Entspannung in der Rückenlage

Um Entspannung erfahren zu können, ist es wichtig, vorher die Anspannung bewusst zu erleben. Anna Trökes *(2004: 158)* schreibt dazu: *„Entspannung bedeutet nicht, dass Körper und Geist völlig abspannen, sondern vielmehr, dass überflüssige und schädliche Anspannung nachlässt. Der Zustand, der dann entsteht, kann am besten mit dem Wort ‚Wohlspannung' umschrieben werden."*

Mit den Füßen beginnend, spannen und heben Sie nacheinander jeden Körperteil ganz bewusst, dann lösen Sie die Spannung wieder und lassen ihn wieder fallen.

▪ Füße und Beine: Heben Sie Ihr rechtes Bein etwa drei Zentimeter vom Boden hoch. Spannen Sie das Bein vom Fuß bis zum Gesäß an, dann lösen Sie die Anspannung und lassen es wieder fallen. Wiederholen Sie die Übung mit dem linken Bein.

▪ Gesäß: Spannen Sie die Gesäßmuskeln fest an, so dass sich das Gesäß ein wenig vom Boden anhebt. Kurz anhalten, dann Spannung lösen und spüren, wie sich das Gesäß wieder in den Boden schmiegt.

▪ Hände und Arme: Heben Sie Ihren rechten Arm etwa drei Zentimeter vom Boden hoch. Machen Sie eine Faust, spannen Sie den Arm bis in die Schulter fest an. Lassen Sie ihn anschließend wieder fallen und lösen Sie die Faust. Wiederholen Sie die Übung mit dem linken Arm.

- Brust: Wölben Sie den Brustkorb leicht Richtung Zimmerdecke, so dass sich der Rücken leicht vom Boden löst. Die Hüften und der Kopf bleiben am Boden liegen. Den Brustkorb langsam wieder ablegen, entspannen.

- Schultern: Heben Sie die Schultern und ziehen Sie sie Richtung Ohren. Spüren Sie die Anspannung. Dann schieben Sie jede Schulter wieder in die Ausgangsposition.

- Gesicht: Ziehen Sie alle Gesichtsmuskeln zu Ihrer Nasenspitze, stellen Sie sich das Gesicht einer Spitzmaus vor – dann öffnen Sie die Augen weit und strecken die Zunge aus dem Mund. Stellen Sie sich das Bild eines starken, brüllenden Löwen vor.

- Kopf: Drehen Sie den Kopf am Boden liegend langsam von einer Seite zur anderen und zurück, so lange, wie es Ihnen gut tut. Spüren Sie die sanfte Massage Ihres Hinterhauptes, finden Sie dann eine bequeme Lage in der Mitte. Spüren Sie nach.

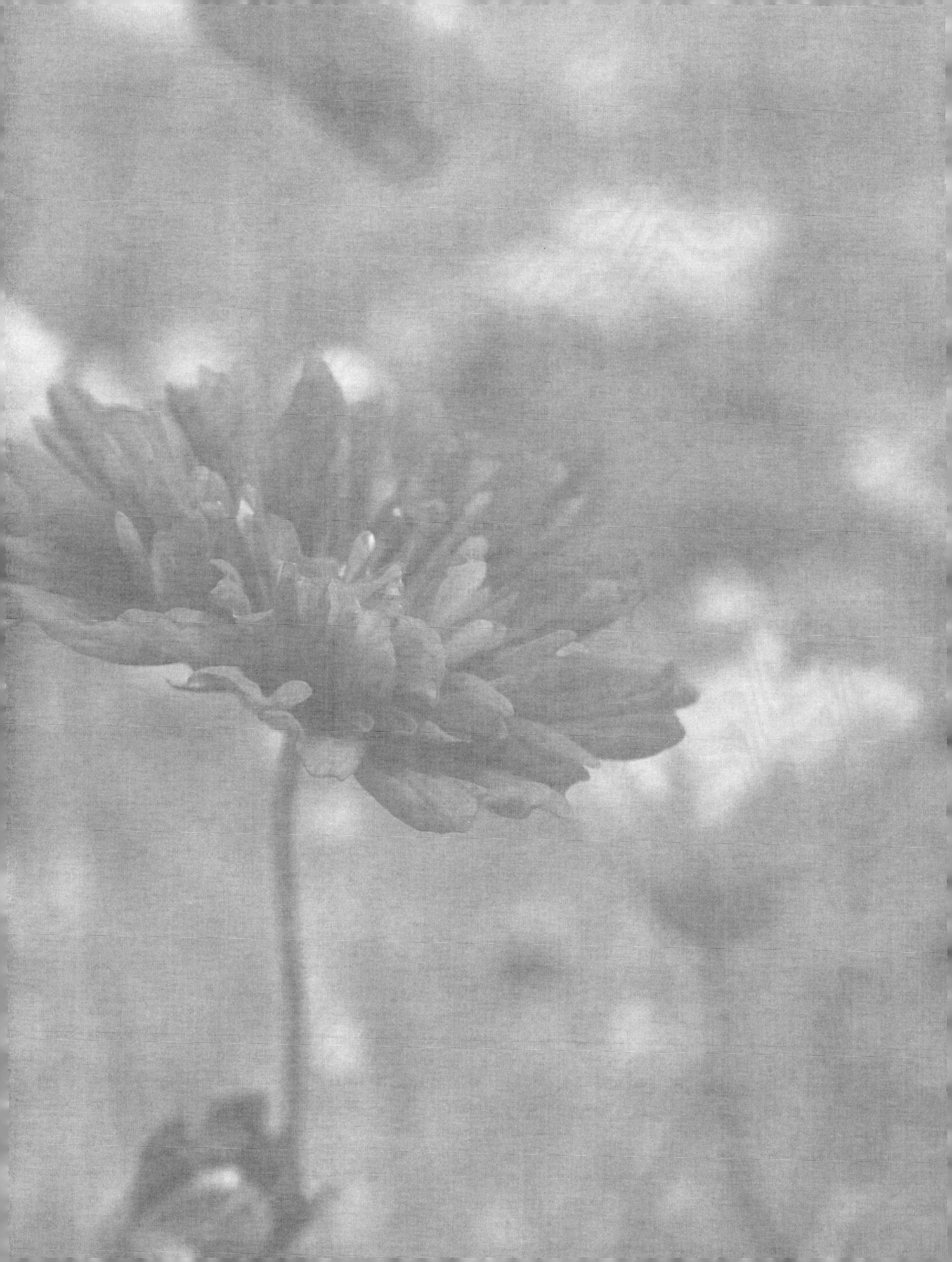

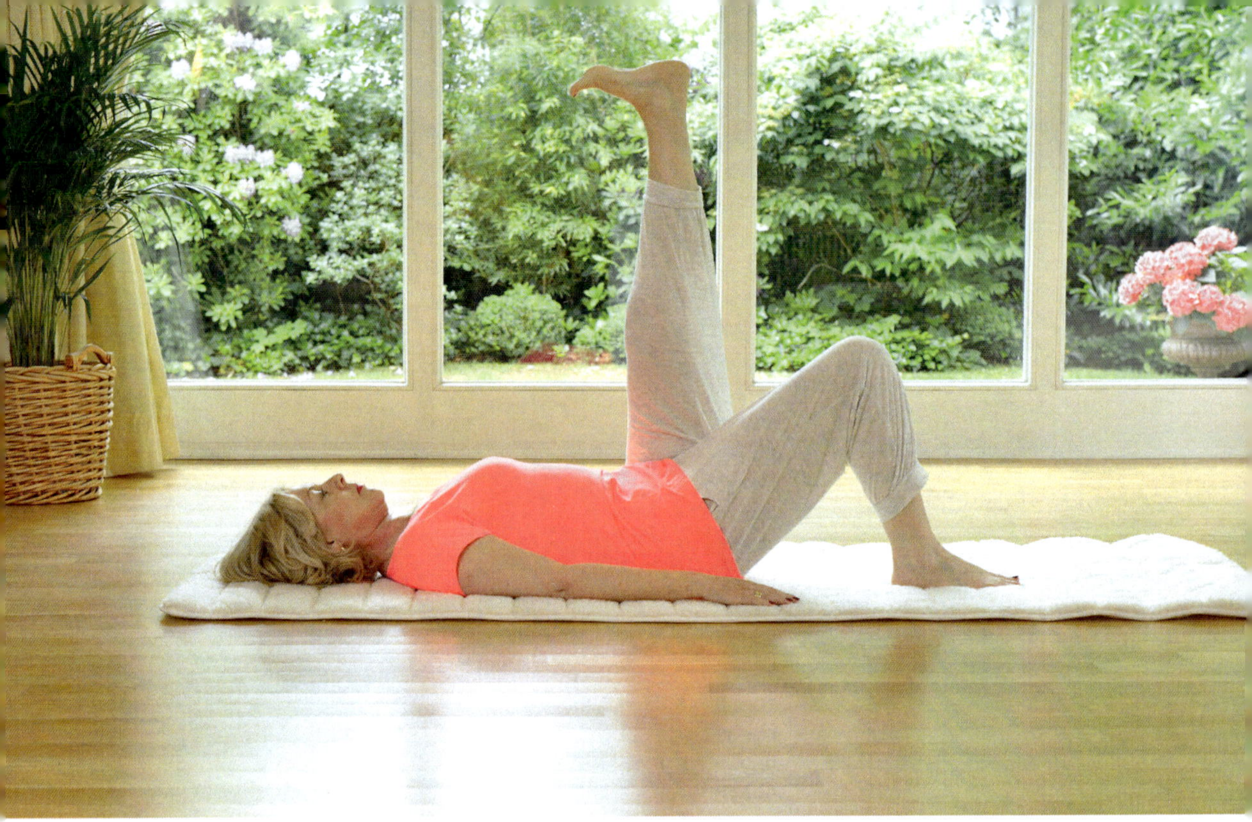

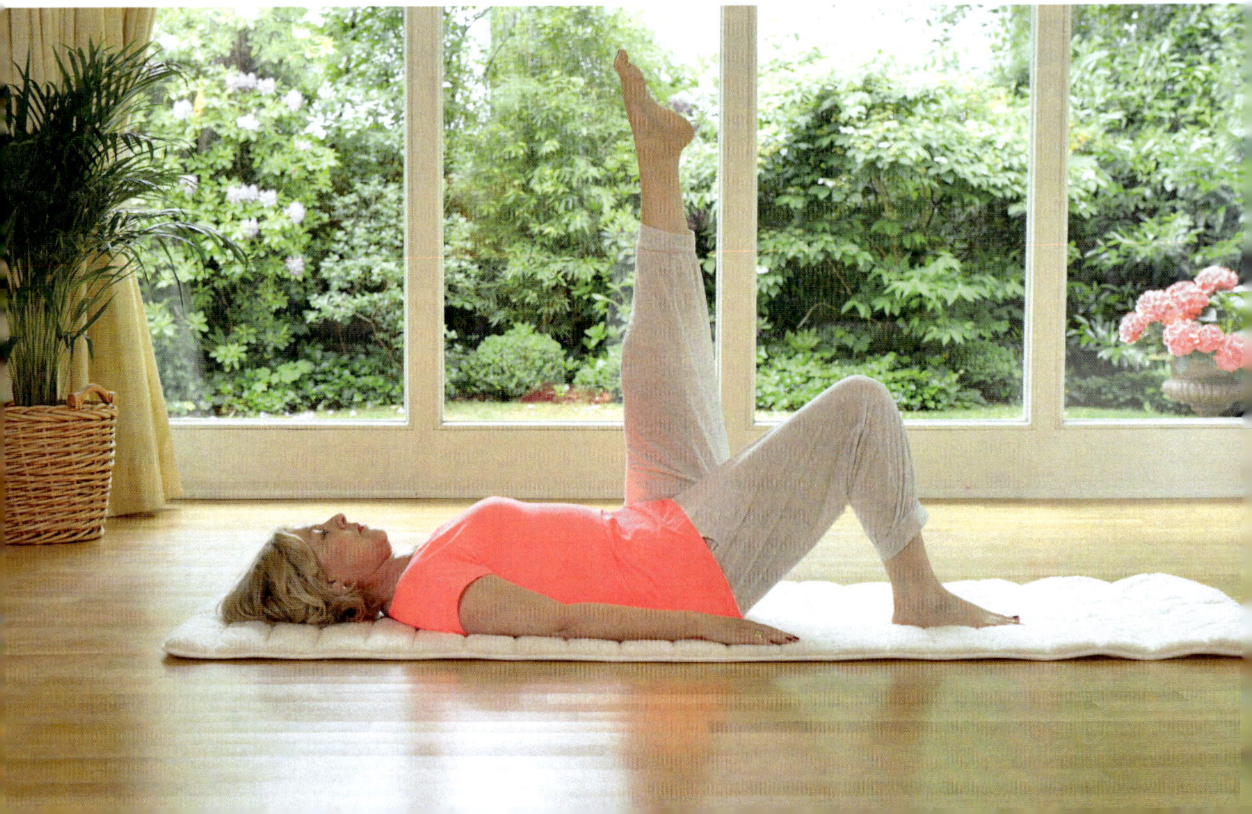

3. Übung

Die Beine entlasten

In der Rückenlage stellen Sie beide Beine angebeugt vor dem Becken auf. Das linke Bein lassen Sie dann lang nach unten ausgleiten. Nun führen Sie langsam während der Einatmung das linke Bein langgestreckt nach oben zur Zimmerdecke, beim Ausatmen führen Sie es langsam wieder nach unten und legen es ab. Dies wiederholen Sie zwei Mal. Beim dritten Mal lassen Sie das Bein oben, ziehen die Fußspitze nach unten, so dass Sie den Fuß über die Ferse zur Zimmerdecke dehnen und strecken die Fußspitze wieder. Das Beugen und Strecken des Fußes wiederholen Sie einige Male. Anschließend kreisen Sie aus dem Fußgelenk heraus einige Male im Uhrzeigersinn und gegen den Uhrzeigersinn. Legen Sie das langgestreckte Bein wieder zum Boden hin ab, dann stellen Sie es wieder neben das linke. Das Gleiche wiederholen Sie mit dem rechten Bein.

Diese einfache Übung stärkt im Besonderen die Bauch- und unteren Rückenmuskeln und lenkt die Aufmerksamkeit auf die Atmung. Sie beugt außerdem Krampfadern vor, da das venöse Blut in den Beinen besser zurückfließen kann.

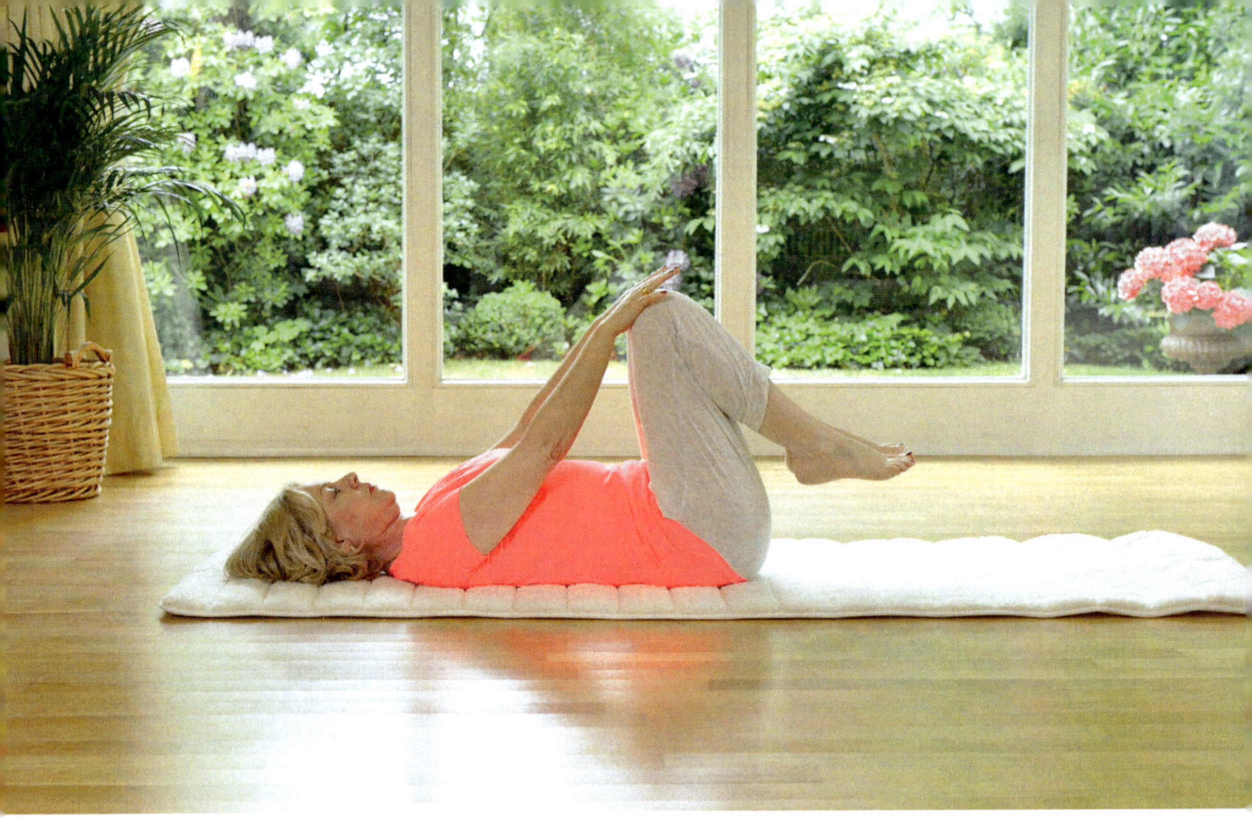
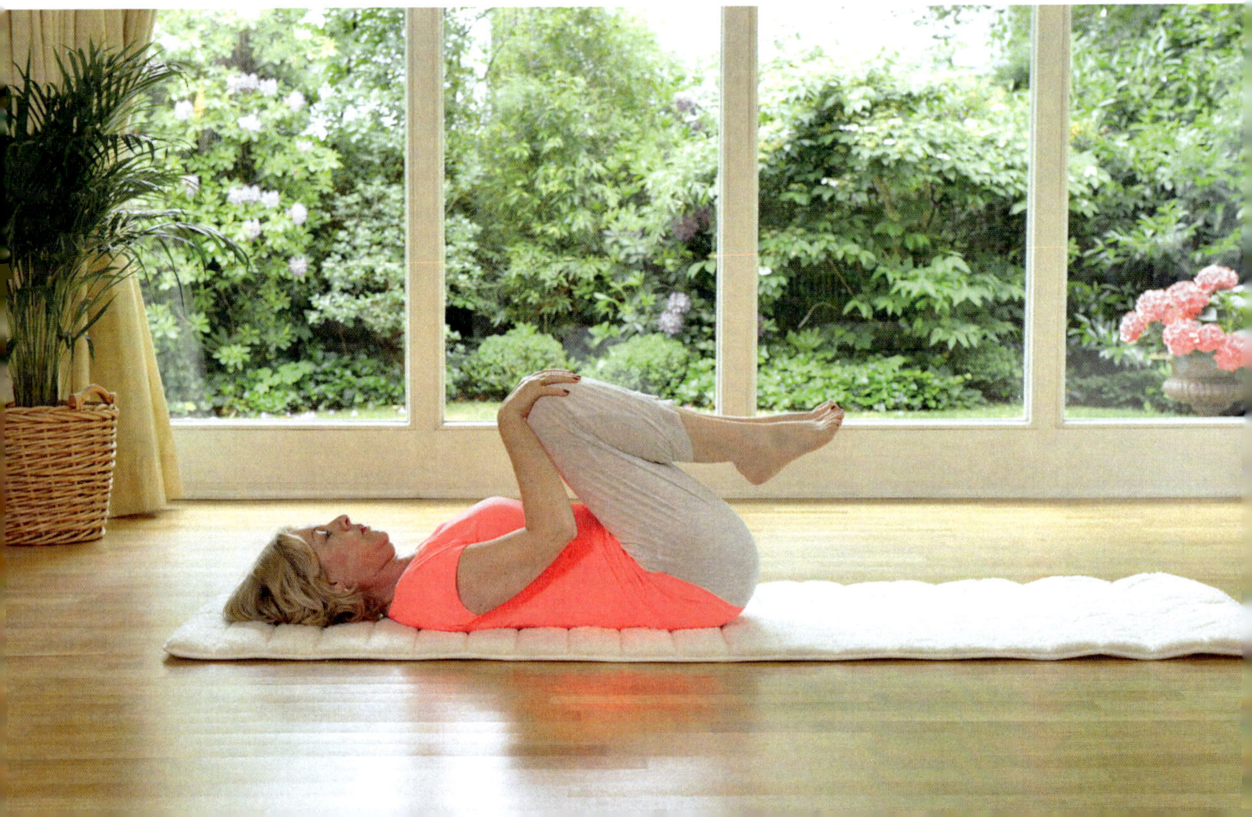

4. Übung

Sanfte Massage der Bauchorgane – Apanasana

Diese, die Verdauung anregende Übung, beginnt auf Ihrer weichen Unterlage wieder in der Rückenlage. Sie stellen beide Beine vor dem Körper auf und ziehen dann die Beine nacheinander an den Leib. Legen Sie die Hände so auf die Knie, dass die Fingerspitzen zu den Füßen zeigen. Ein paar Atemzüge lang beobachten Sie Ihre Atmung. Dann beginnen Sie mit Ihrer Ausatmung beide Beine eng an den Bauch zu ziehen, ohne dass sich der untere Rücken vom Boden löst. Mit Ihrer Einatmung streben Sie mit den Knien vom Körper fort, so dass Ihre Arme lang werden und der Einatem ungehindert in den Unterbauch fließen kann. Die Beine bleiben dabei angebeugt. Fahren Sie auf diese Weise eine Weile fort, indem Sie ausatmend die Beine an den Leib ziehen und der Körper eng wird, einatmend die Knie vom Körper wegführen und Sie wieder die Weite spüren. Wenn Sie das Gefühl haben, Sie möchten die Übung beenden, so stellen Sie beide Füße vor dem Becken auf, legen beide Hände auf den Unterbauch und spüren Sie einen Moment Ihrer Atmung nach, die Sie in den Bereich unterhalb des Bauchnabels fließen lassen in dem Bewusstsein, dass Sie Ihre Bauchorgane auf wohltuende und sanfte Weise massiert und aktiviert haben.

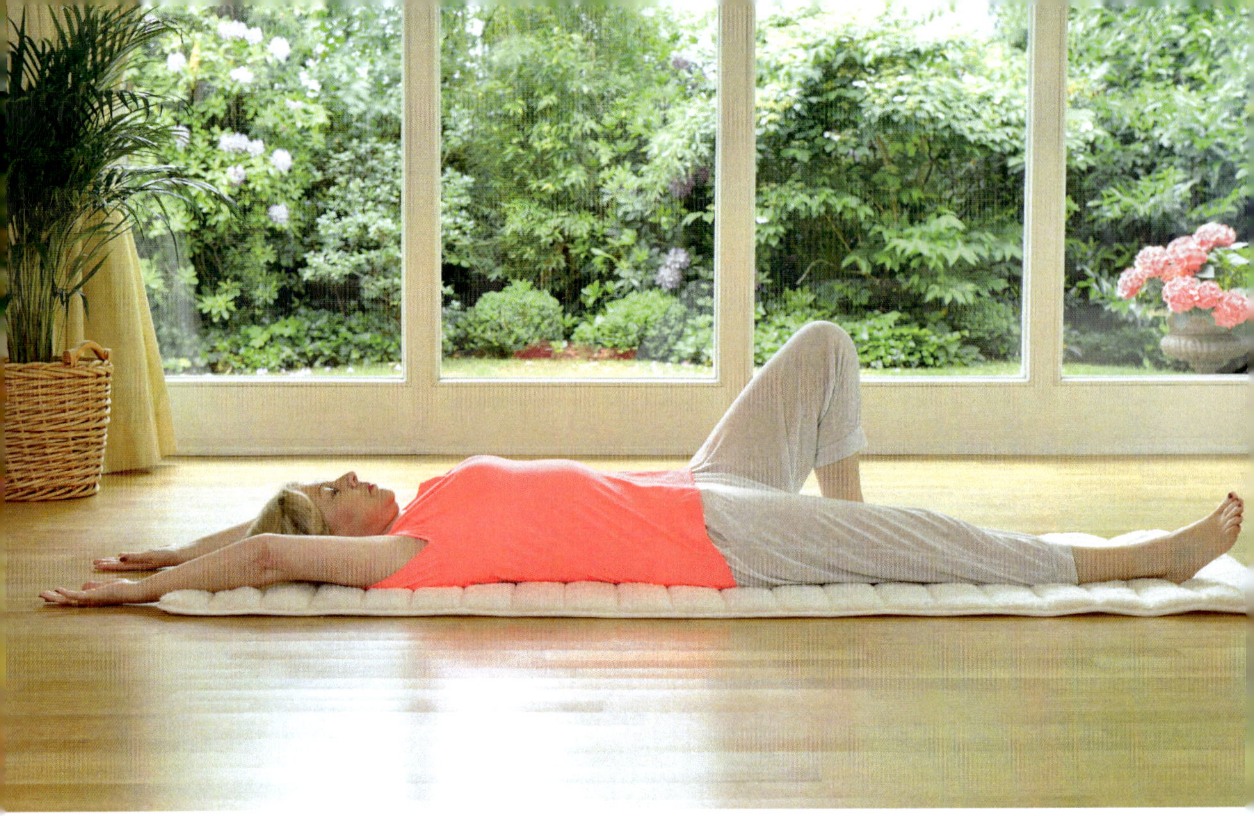

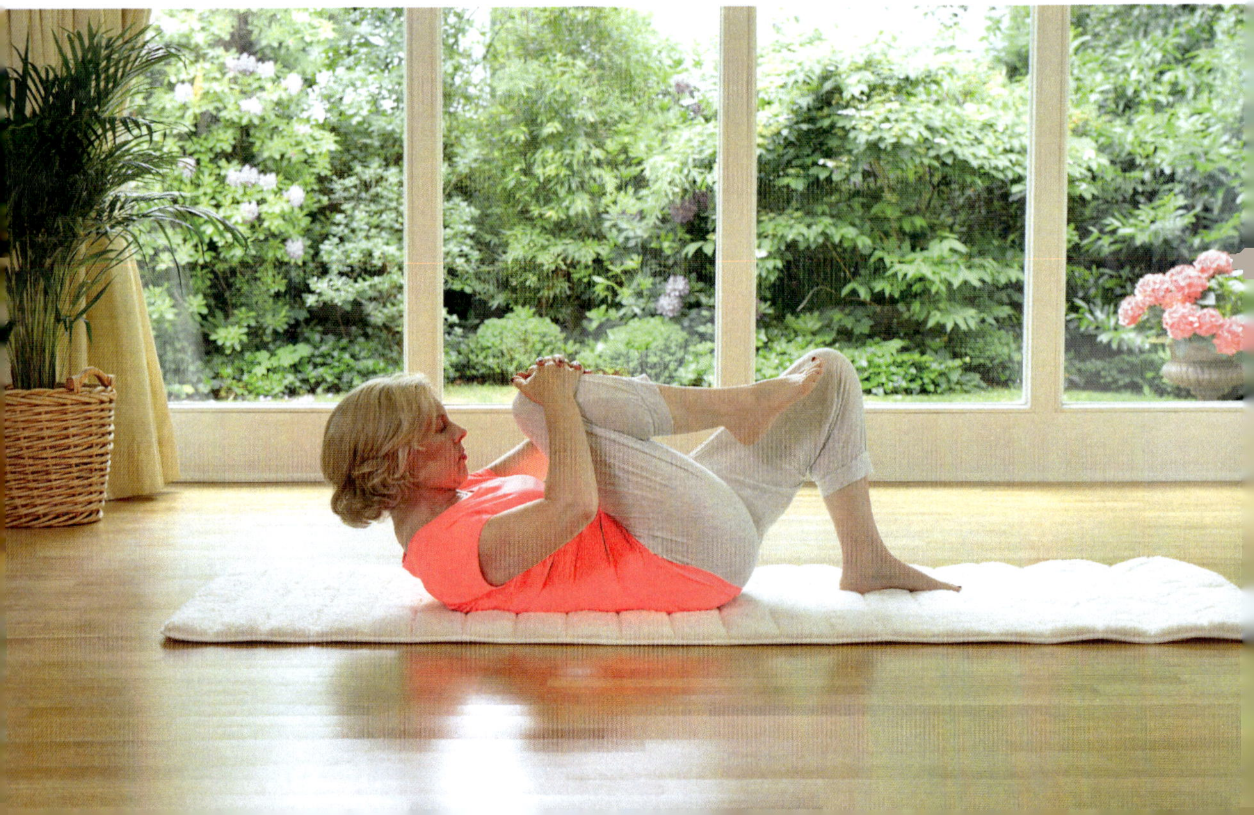

5. Übung

Der Reinigungsatem

Sie stellen in der Rückenlage die Beine vor dem Becken angebeugt auf. Die Arme ruhen neben dem Körper. Lassen Sie dann das rechte Bein lang nach unten ausgleiten, wie auf dem Foto zu sehen. Einatmend führen Sie beide Arme lang über oben nach hinten, in die Verlängerung des Körpers. Ausatmend ziehen Sie das rechte Bein gebeugt an den Bauch und umfassen das Knie mit beiden Händen. Dabei den Rumpf anheben und mit dem Kopf dem Knie entgegenstreben, so dass sich die Schulterblätter vom Boden lösen. Anschließend den Kopf und Rumpf langsam wieder zum Boden hin ablegen und das Bein wieder nach unten ausgleiten lassen. Bevor Sie diese Übung wiederholen, ein paar Mal ruhig und natürlich atmen. Wiederholen Sie die Bewegung etwa vier bis fünf Mal. Mit der linken Seite üben Sie ebenso.

Die körperliche Betonung der Übung liegt auf der Ausatmung durch den Mund, so dass die Lunge gereinigt wird, der Körper entsäuert und entschlackt. Sie können sich während der Ausatmung vorstellen, Sie würden Ihre Müdigkeit, Stress, Anspannung durch die aktive Ausatmung loslassen. Anschließend spüren Sie in der Ausgangsposition nach. Dann legen Sie Ihre Hände auf den Unterbauch, etwa eine Handbreit unterhalb des Bauchnabels und lassen Ihren Atem bewusst zu den Händen fließen. Sie brauchen ihn nicht zu forcieren, stellen Sie sich einfach vor, wie Ihr natürlicher Einatem zu Ihren warmen Händen fließt und spüren Sie die sanfte Bewegung Ihrer Bauchdecke, die sich mit jeder Einatmung unter Ihren Händen ein wenig hebt und mit jeder Ausatmung wieder senkt. Auf diese Weise wird Ihr Zwerchfell, unser größter Atemmuskel, sanft massiert, so dass sich Spannungen lösen können.

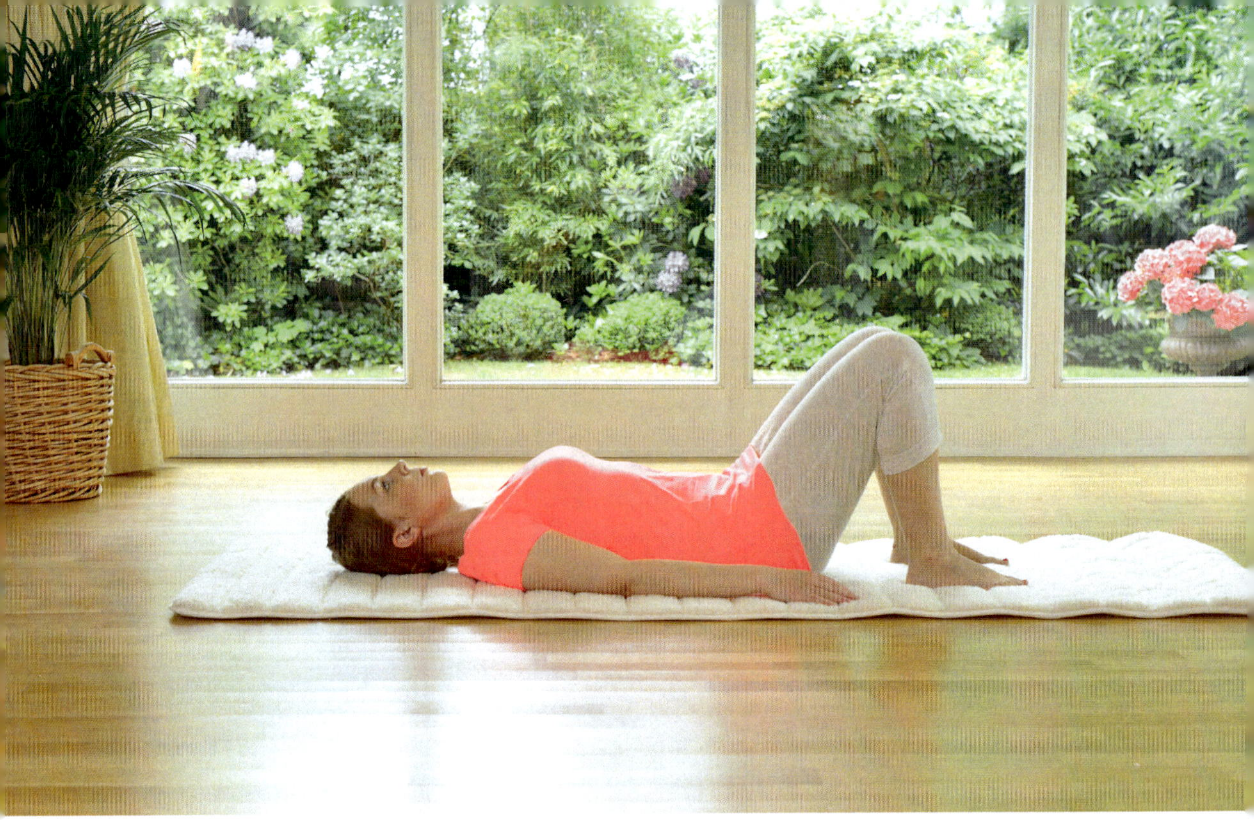

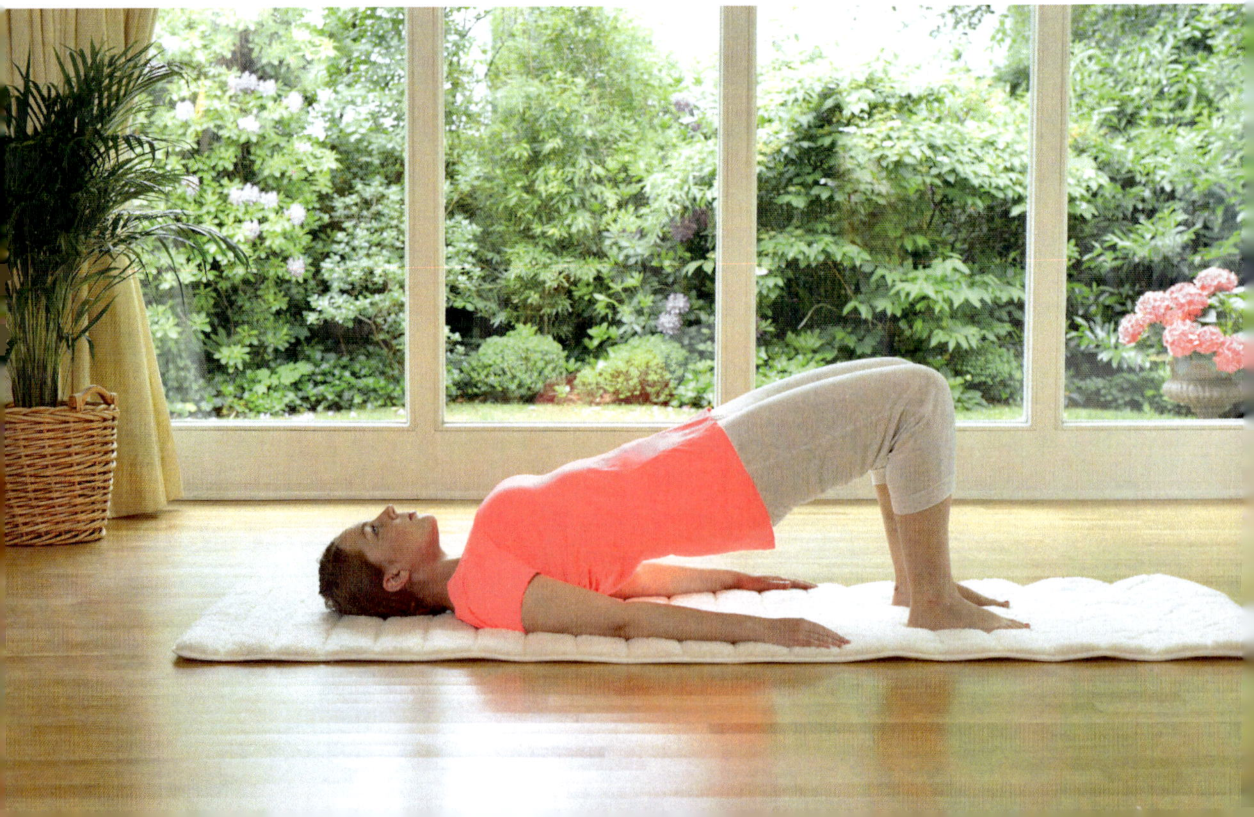

6. Übung

Die Schulterbrücke

Sie liegen in der Rückenlage auf Ihrer Matte, der Kopf ruht in der Mitte. Stellen Sie Ihre Beine angebeugt auf. Die Füße stehen parallel und hüftgelenkbreit vor Ihrem Becken. Legen Sie die Arme neben dem Körper ab. Nun lösen Sie langsam das Becken und den unteren Rücken von der Unterlage, um dann den Rücken immer weiter nach vorn und oben zu heben, bis Ihr Rumpf eine schiefe Ebene bildet. Das Gewicht lagert dadurch mehr auf dem Schultergürtel, die Füße schmiegen sich kraftvoll in den Boden. Sie sollten parallel bleiben, wie auch die Knie. In dieser Umkehrhaltung verweilen Sie einige Atemzüge lang in dem Bewusstsein, dass Ihre Atmung in den Unterbauch fließt und Ihre Bauchorgane wie auch Ihr Zwerchfell durch diese Position sanft massiert und angeregt werden. Spüren Sie die Kraft in Ihren Beinen. Um die Position wieder zu verlassen, legen Sie den Rücken Wirbel für Wirbel wieder ab. Dabei kann das Gefühl entstehen, Ihr Rücken würde wie eine Hängematte mehr und mehr „durchhängen". Spüren Sie in der Rückenlage nach. Durch das Üben dieser Umkehrhaltung wird Ihre Wirbelsäule beweglicher, Ihre Atmung vertieft und die Bauchatmung gefördert. Die Muskulatur des Beckenbodens und der Beine wird gekräftigt.

Üben Sie nicht bei Kopfschmerzen, bei Entzündungen im Kopfraum (Nebenhöhlen, Zähne), bei instabiler Halswirbelsäule oder stark erhöhtem Blutdruck.

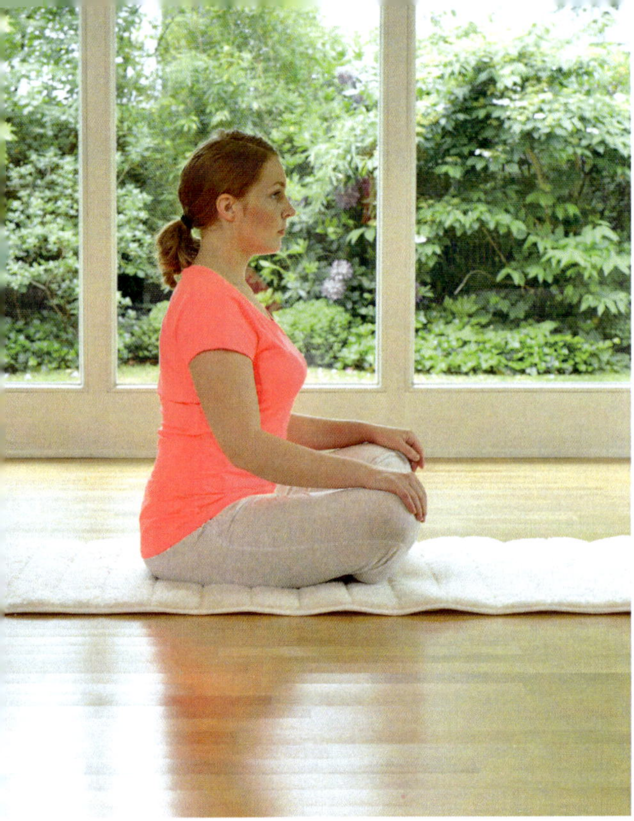
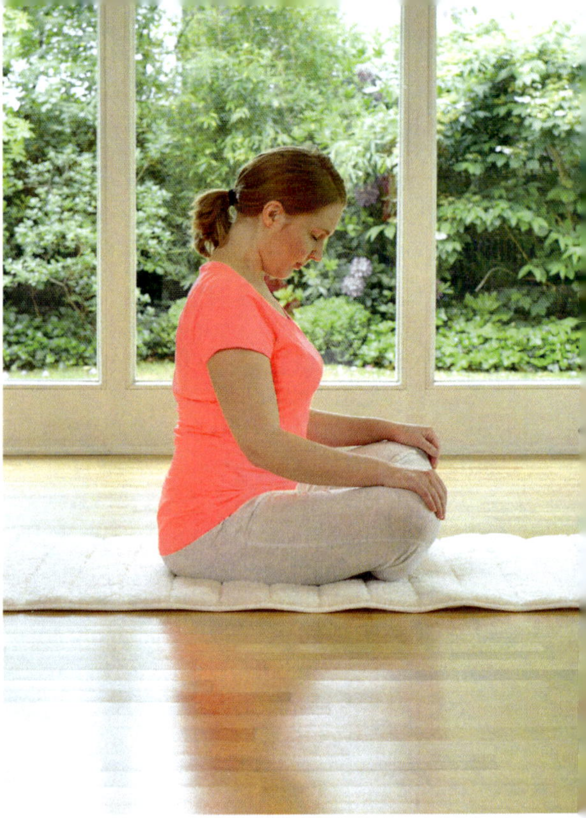
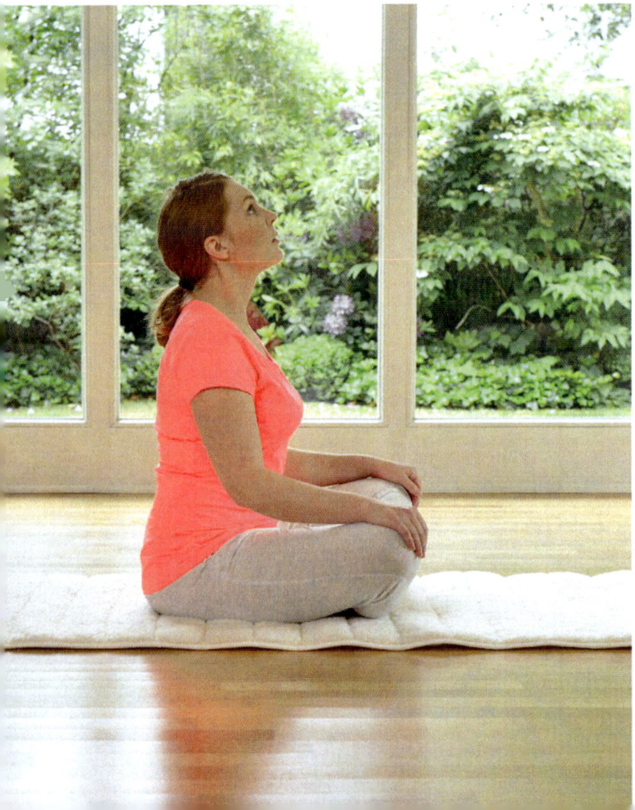
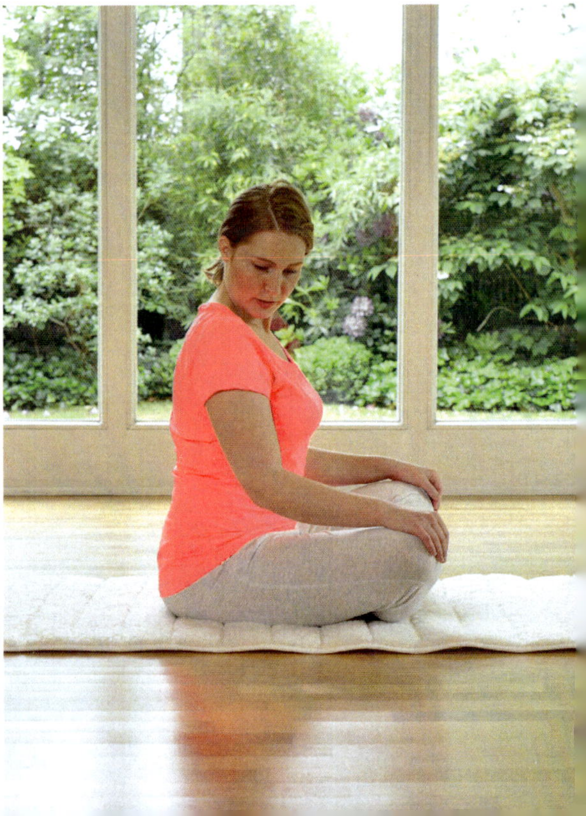

7. Übung

Im Sitzen – Erholung für den Nacken

Kommen Sie in eine bequeme, aufrechte Sitzposition. Das kann auf einer Matte sein oder auch auf einem Stuhl. Nun lassen Sie ausatmend langsam Ihren Kopf nach vorn unten sinken und spüren in die Dehnung des Nackens hinein. Einatmend heben Sie langsam den Kopf und führen ihn behutsam in den Nacken. Dabei lassen Sie die Lippen leicht geöffnet. Diese Übung wiederholen Sie langsam und achtsam einige Male im Rhythmus Ihres Atems. Anschließend lassen Sie den Kopf in der Vorbeuge und bewegen ihn langsam leicht von rechts nach links, etwa bis zu Ihrer Schulter. Genießen Sie diese sanfte Dehnbewegung. In der Mitte kommt der Kopf wieder zur Ruhe, aus der Vorbeuge in der Mitte führen Sie ihn langsam wieder nach oben.

Diese Übung verbessert die Durchblutung des Nackens und mobilisiert die Halswirbelsäule. Sie dehnt die verkürzte Nackenmuskulatur.

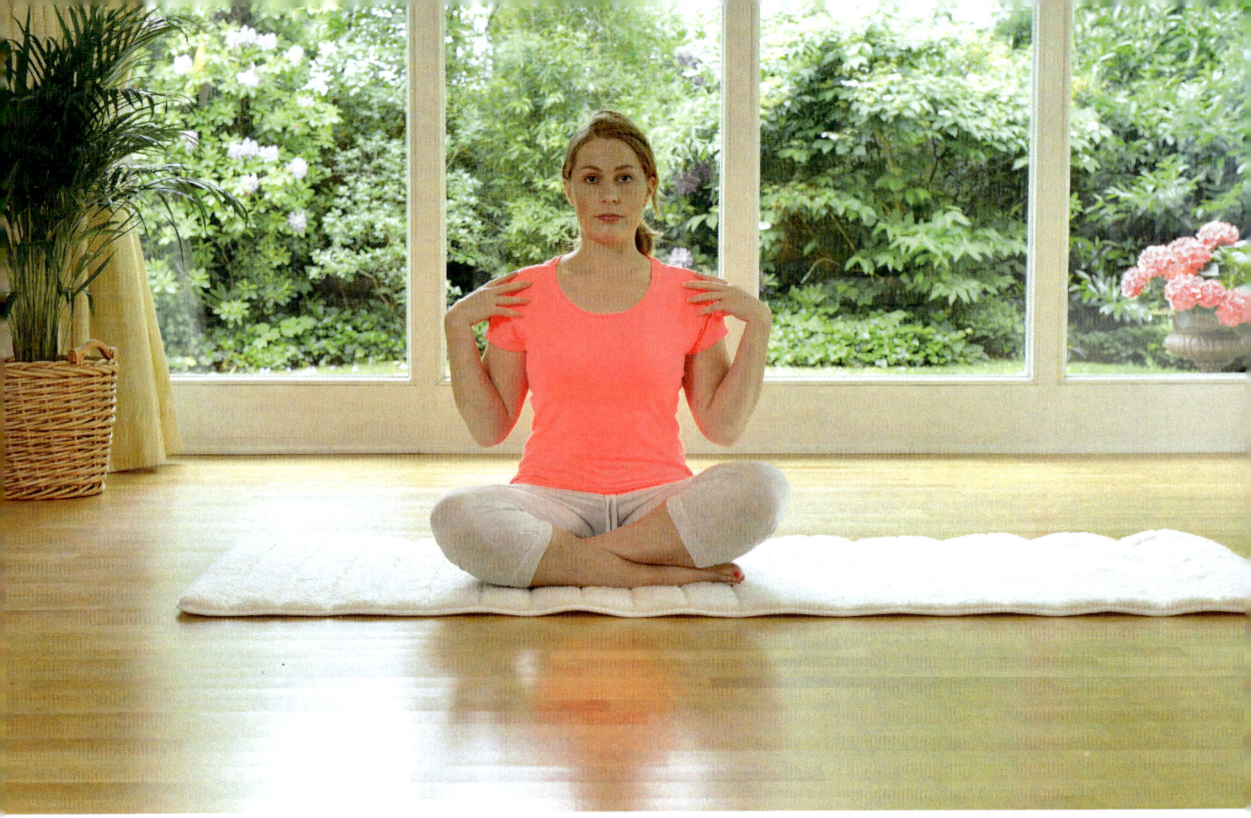

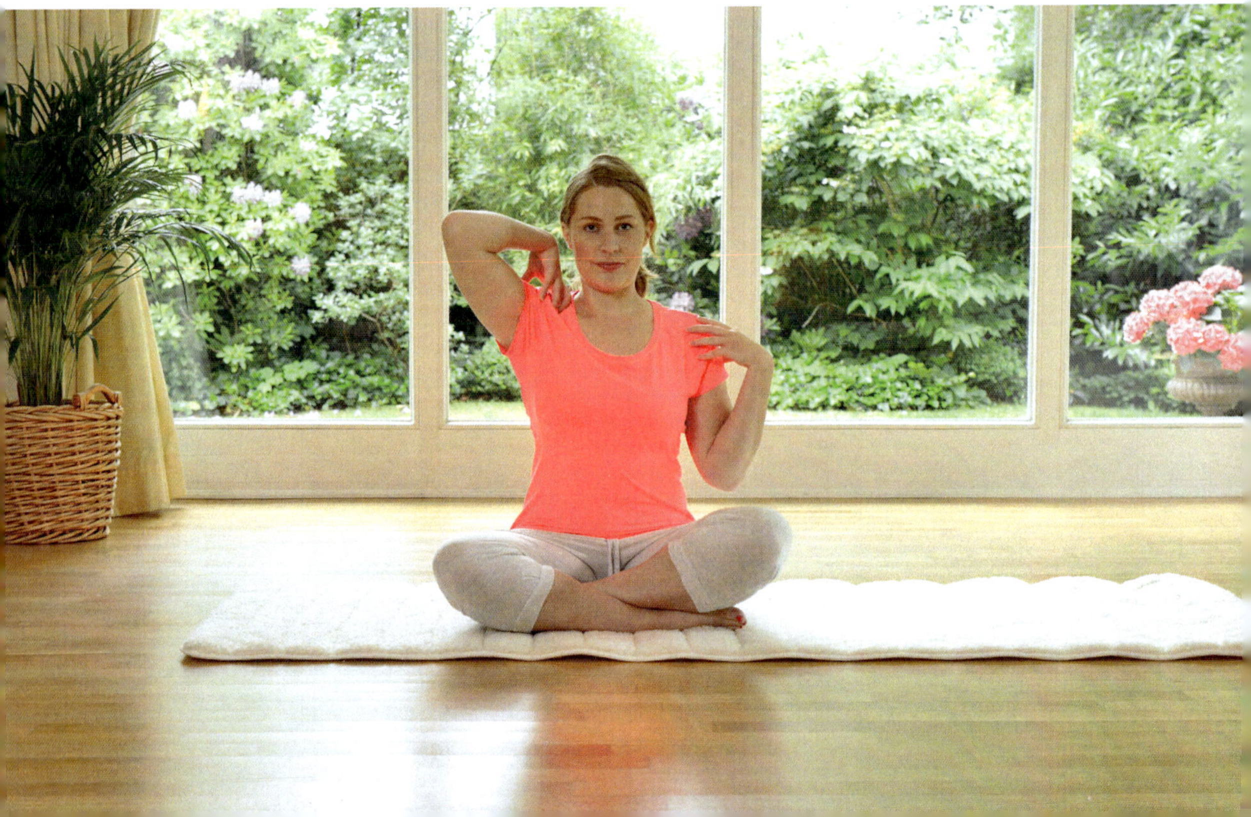

8. Übung

Die Ellenbogen malen Kreise

Sie sind weiterhin in einer aufrechten, bequemen Sitzposition. Nun legen Sie Ihre Hände auf Ihre Schultern, so dass Ihre Ellenbogen gebeugt sind. Sie beginnen, große Kreise mit Ihren Ellenbogen in die Luft zu malen. Über vorn – oben – hinten, wieder nach vorn. Sie kreisen ca. 3-5-mal, dann wiederholen Sie die Übung, indem Sie in die andere Richtung kreisen. Anschließend beenden Sie die Übung, indem Sie noch einmal die Richtung wechseln und mit dem „Rückwärtskraulen" beenden. Achten Sie darauf, dass Sie aufgerichtet und entspannt im Rücken sitzen bleiben. Lassen Sie den Atem fließen, genießen Sie die Vertiefung des Atems und die Weite im Brustkorb während der Rückwärtsbewegung der Ellenbogen.

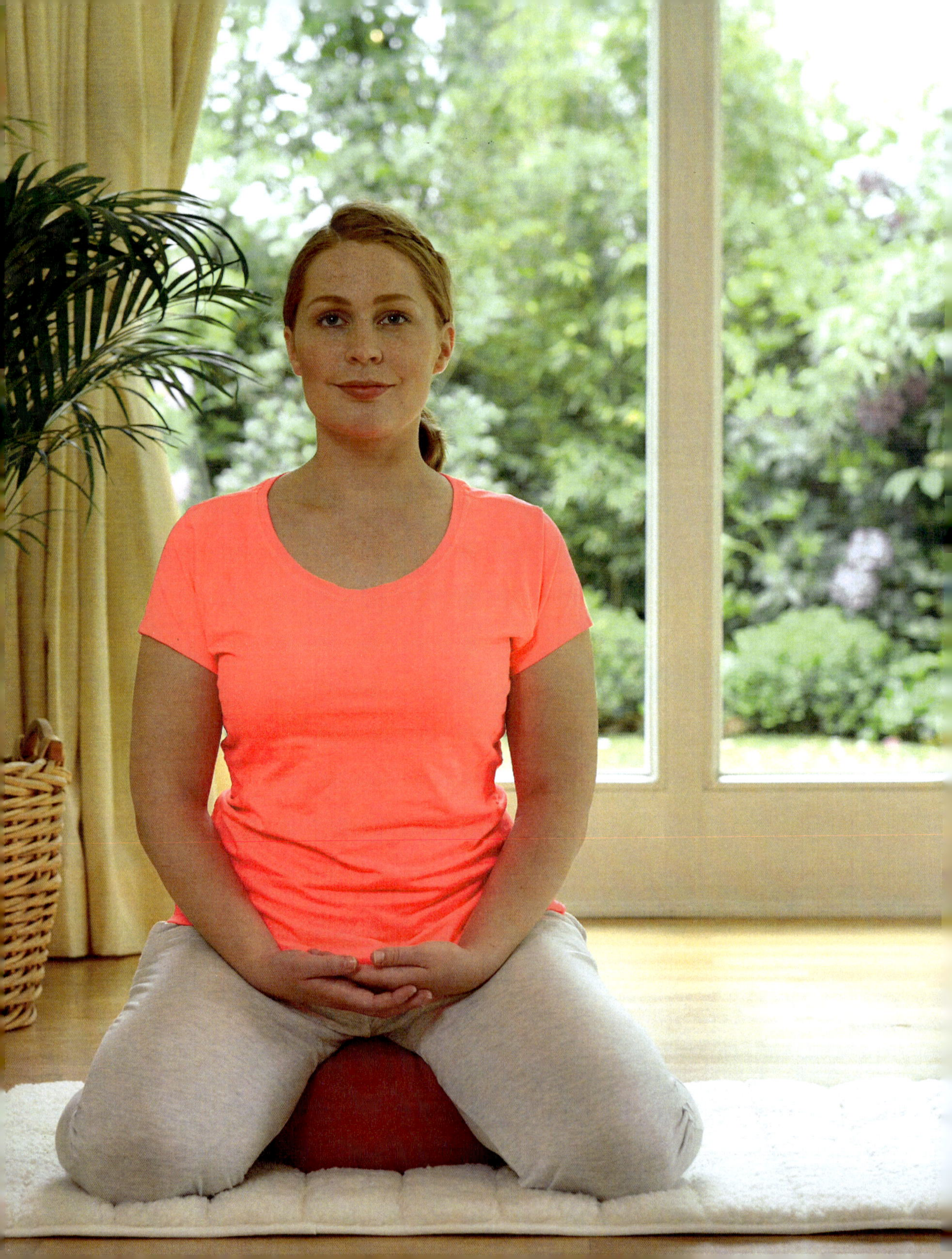

9. Übung

Achtsamkeit für die Atmung – dem Atem nachspüren – den Atem beobachten

Kommen Sie wieder in eine bequeme Sitzposition, in der Sie aufrecht und bequem eine Weile sitzen können. Achten Sie darauf, dass Ihre Schultern in dieser Position entspannt bleiben. Schließen Sie die Augen und lenken Sie Ihre Aufmerksamkeit zu Ihrer Atmung. Wo nehmen Sie sie wahr? Vielleicht im Bauchraum, im Hals oder nehmen Sie eher den sanften Atemstrom an Ihren Nasenflügeln wahr? Versuchen Sie, natürlich zu atmen, ohne ihn zu beeinflussen, weder tiefer zu atmen noch langsamer. Werden Sie sich bewusst, Ihr Atem fließt ganz natürlich – es atmet Sie – Sie brauchen sich nicht anzustrengen oder etwas dafür zu tun. Wenn Sie abgelenkt werden, so kehren Sie mit Ihrer Aufmerksamkeit wieder zur Beobachtung des Atems zurück. Wenn Sie ermüden oder sich unwohl fühlen, sollten Sie die Übung beenden. Wenn Sie sich wohl dabei fühlen, üben Sie circa fünf Minuten. Anschließend öffnen Sie wieder die Augen. Der indische Mystiker Osho *(2008: 98)* schreibt dazu in seinem Meditationsbuch: *„Du kannst weder morgen atmen, noch kannst du gestern atmen. Atmen musst du in diesem Augenblick, aber du kannst an morgen denken und du kannst an gestern denken. Der Körper lebt also immer in der Gegenwart (…) und der Verstand ist nie in der Gegenwart, und so treffen sich die beiden nie. Sie kommen nie zusammen. Und dieser Zwiespalt ist der Grund, warum Angst, Anspannung und Leid entstehen. Wir sind verkrampft, diese Verkrampfung ist Sorge. Der Geist muss ins Hier und Jetzt gebracht werden, denn es gibt keine andere Zeit.“*

Anna Trökes *(2004:167)* beschreibt diese „Verkrampfung“ als „*... Blockierungen der Lebensenergie, die sich dort befinden, wo der Körper auf unseren Geisteszustand reagiert, also bei einigen im Rücken, bei anderen im Magen oder im Herzbereich. Wenn unser ganzes Leben nur aus Arbeit und Aktivität besteht und wir uns nicht mehr die notwendigen Pausen gönnen, dann ‚geht uns die Luft aus‘ und die Energie fließt ungehindert aus uns heraus, ohne dass wir Zeit und Möglichkeiten finden, uns wieder aufzuladen. Wir fühlen uns ausgebrannt und leer – ein Zustand, der für Körper und Geist gleichermaßen gefährlich ist.*“

Deshalb ist es wichtig, immer einmal wieder innezuhalten. Diese einfachen Übungen des Atembeobachtens helfen uns, unsere Akkus wieder aufzuladen.

10. Übung

Meditationsübung: Ein – Aus

Für die nächste Übung schließen Sie wieder die Augen und sind weiterhin in einer bequemen, aufrechten Sitzposition. Wieder gehen Sie mit Ihrer Aufmerksamkeit zu Ihrer Atmung, ohne diese zu beeinflussen. Sie nehmen Ihre Einatmung wahr, den Moment der Atemfülle nach der Einatmung, dann die Ausatmung und den Moment der Leere nach der Ausatmung.

Um bewusster mit dem Atem in Fühlung zu sein, unterstützen Sie diese mit einer Gedanken-Technik. Sie sagen sich im Geiste während der Einatmung: „Beim Einatmen weiß ich, dass ich einatme." Und wenn Sie wieder ausatmen: „Beim Ausatmen weiß ich, dass ich ausatme." Das ist schon alles. Sie können die Übung noch vereinfachen, indem Sie sich gar nicht den ganzen Satz sagen. Die Worte „Ein" und „Aus" genügen schon. Üben Sie etwa zehn Minuten. Diese Übung eignet sich auch wunderbar, wenn Sie sich in einer unangenehmen oder stressigen Situation befinden, zum Beispiel beim Zahnarzt oder wenn Sie Flugangst haben. Probieren Sie es ruhig einmal aus. Sie werden sehen, Sie haben ein wirkungsvolles „Werkzeug" immer dabei!

Der vietnamesische buddhistische Zen-Meister Thich Nhat Hanh *(1992: 21)* erklärt: *„Die Technik ist eine Hilfe, bewusst in Kontakt mit dem Atem zu kommen. Während des Übens wird Ihr Atem ruhiger werden, Ihr Körper und Geist werden ebenfalls ruhiger und sanfter. Einatmen und Ausatmen ist sehr wichtig und genussreich dazu. Unsere Atmung verbindet unse-*

ren Körper und unseren Geist. Manchmal denkt unser Kopf an irgendetwas, und unser Körper macht etwas anderes, Geist und Körper sind keine Einheit. Durch unsere Einstimmung auf den Atem, das ‚Ein',und ‚Aus' bringen wir Körper und Geist erneut zusammen und werden wieder eins. Bewusstes Atmen baut eine wichtige Brücke. Wenn wir bewusst atmen, finden wir wieder ganz zu uns zurück und begegnen dem Leben im gegenwärtigen Moment.“

Einprägsam memoriert es sein Gedicht:

Ich atme ein, ich atme aus.
Und ich blühe wie die Blume.
Ich bin frisch wie der Tau.
Ruhig und stark wie die Berge,
wie die Erde so fest.
Ich bin frei.

Wer nicht genießt, wird ungenießbar

Zum vierwöchigen Anti-Stress Programm gehören auch ausgewählte Rezepte zum Nachkochen und Genießen, denn der Genuss eines liebevoll zubereiteten Essens kann ungemein entspannend wirken! Für viele Menschen ist das Kochen in der Freizeit mittlerweile zu einer Art Meditation geworden. Ob allein, mit der Familie oder Freunden, das Kochen und Genießen der Speisen bereichert unser Leben und schenkt uns Lebenskraft und neue Energie.

Danach sind auch folgende Rezepte ausgewählt. Vielleicht haben Sie Lust, Ihre Übungswoche mit dem Ausprobieren zu ergänzen. Viel Spaß und guten Appetit!

„Das Essen offenbart unsere Verbindung zur Erde. Jeder Bissen enthält das Leben der Sonne und der Erde. Das Maß, in dem sich unser Essen offenbart, hängt von uns selbst ab. In einem Stück Brot können wir das ganze Universum sehen und schmecken! Wir können viel Glück erfahren, wenn wir unsere Mahlzeiten vor dem Essen ein paar Sekunden betrachten und dann mit viel Achtsamkeit verspeisen. Die Möglichkeit, mit unserer Familie und den Freunden zusammenzusitzen und eine wunderbare Mahlzeit zu genießen ist etwas Kostbares, das nicht alle Menschen haben." (Thich Nhat Hanh 1992: 38)

Das Rezept für die erste Woche

Möhren-Kokos-Suppe mit Ingwer

Zutaten

300 g Möhren
150 g Kartoffeln
20 g frischer Ingwer
400 ml Gemüsebrühe
1 EL Ghee
1 EL Honig
2 Limettenblätter
150 ml Kokosmilch (aus der Dose)
Pfeffer aus der Mühle
1 Kästchen Limettenkresse
Salz

Für 2 Personen pro Portion
ca. 200 kcal / 4 g EW / 6 g F / 33 g KH

► Die Möhren putzen, schälen und in ca. 3 cm große Stücke schneiden. Kartoffeln schälen und klein würfeln. Ingwer schälen und sehr fein würfeln.

► Die Brühe erhitzen. Das Ghee erhitzen, den Ingwer darin ca. 2 Min. andünsten. Möhren zugeben und unter Rühren 2-3 Min. mitdünsten. Honig unterrühren, nach 2 Min. die Brühe zugießen und aufkochen lassen.

► Die Limettenblätter seitlich mehrfach einschneiden, damit sie mehr Aroma abgeben und mit den Kartoffeln in die Brühe geben. Zugedeckt ca. 20 Min. köcheln lassen, bis Möhren und Kartoffeln weich sind. Die Limettenblätter herausnehmen, die Suppe mit dem Pürierstab fein pürieren. Kokosmilch unter die Suppe rühren und heiß werden lassen, mit Salz und Pfeffer abschmecken.

► Die Suppe anrichten. Die Kresseblättchen vom Beet schneiden und über die Suppe streuen.

Die zweite Woche des Anti-Stress Programms

Anspannung – Entspannung – Aktivierung

In der zweiten Woche fördern Sie die Beweglichkeit der Wirbelsäule, mit den Gelenkübungen mobilisieren Sie Ihre Gelenke, verbessern den Stoffwechsel im Gelenkbereich und bringen so Ihre Lebensenergie wieder mehr in Fluss. Durch belebende Übungen wie die Selbstmassage wird der Körper erfrischt und vitalisiert.

Mir ist mein ganzes Leben zu Mut,
als ginge mein Weg
oft an der Hecke
des Paradieses vorbei.
Dann streift mich warmer Hauch,
dann mein ich,
Rosen zu sehn und zu atmen,
ein süßer Ton rührt mich zu Tränen,
auf der Stirn liegt es mir
wie eine liebe friedegebende Hand
– sekundenlang.
So streife ich oft vorbei
an der Hecke des Paradieses …

Christian Morgenstern

Aktiv sein bedeutet,
im Fluss des Lebens zu sein,
das Leben
selber mitzugestalten.

1. Übung

Anspannung – Entspannung in der Rückenlage

Zur Erinnerung: Um Entspannung erfahren zu können, ist es wichtig, vorher die Anspannung bewusst zu erleben. Mit den Füßen beginnend, spannen und heben Sie nacheinander jeden Körperteil ganz bewusst, dann lösen Sie die Spannung wieder und lassen ihn wieder fallen. Die Ausgangsposition ist die Rückenlage.

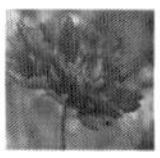

Abbildung dazu auf Seite 28/29

- Füße und Beine: Heben Sie Ihr rechtes Bein etwa drei Zentimeter vom Boden hoch. Spannen Sie das Bein vom Fuß bis zum Gesäß an, dann lassen Sie es wieder fallen. Wiederholen Sie die Übung mit links.

- Gesäß: Spannen Sie die Gesäßmuskeln fest an, so dass sich das Gesäß ein wenig vom Boden anhebt. Kurz anhalten, dann fallen lassen und spüren, wie sich das Gesäß wieder in den Boden schmiegt.

- Hände und Arme: Heben Sie Ihren rechten Arm etwa drei Zentimeter vom Boden hoch. Machen Sie eine Faust, spannen Sie den Arm bis in die Schulter fest an. Lassen Sie ihn anschließend wieder fallen und lösen Sie die Faust. Wiederholen Sie die Übung mit dem linken Arm.

- Brust: Wölben Sie den Brustkorb leicht Richtung Zimmerdecke, so dass sich der Rücken leicht vom Boden löst. Die Hüften und der Kopf bleiben am Boden liegen. Den Brustkorb langsam wieder ablegen, entspannen.

▪ Schultern: Heben Sie die Schultern und ziehen Sie sie Richtung Ohren. Spüren Sie die Anspannung. Dann schieben Sie jede Schulter wieder in die Ausgangsposition.

▪ Gesicht: Ziehen Sie alle Gesichtsmuskeln zu Ihrer Nasenspitze, so dass Sie sich das Bild einer Spitzmaus vorstellen – dann öffnen Sie die Augen weit und strecken die Zunge aus dem Mund. Stellen Sie sich das Bild eines starken, brüllenden Löwen vor.

▪ Kopf: Drehen Sie den Kopf am Boden liegend langsam von einer Seite zur anderen, so lange, wie es Ihnen gut tut. Spüren Sie die sanfte Massage Ihres Hinterhauptes, finden dann eine bequeme Lage in der Mitte. Spüren Sie nach.

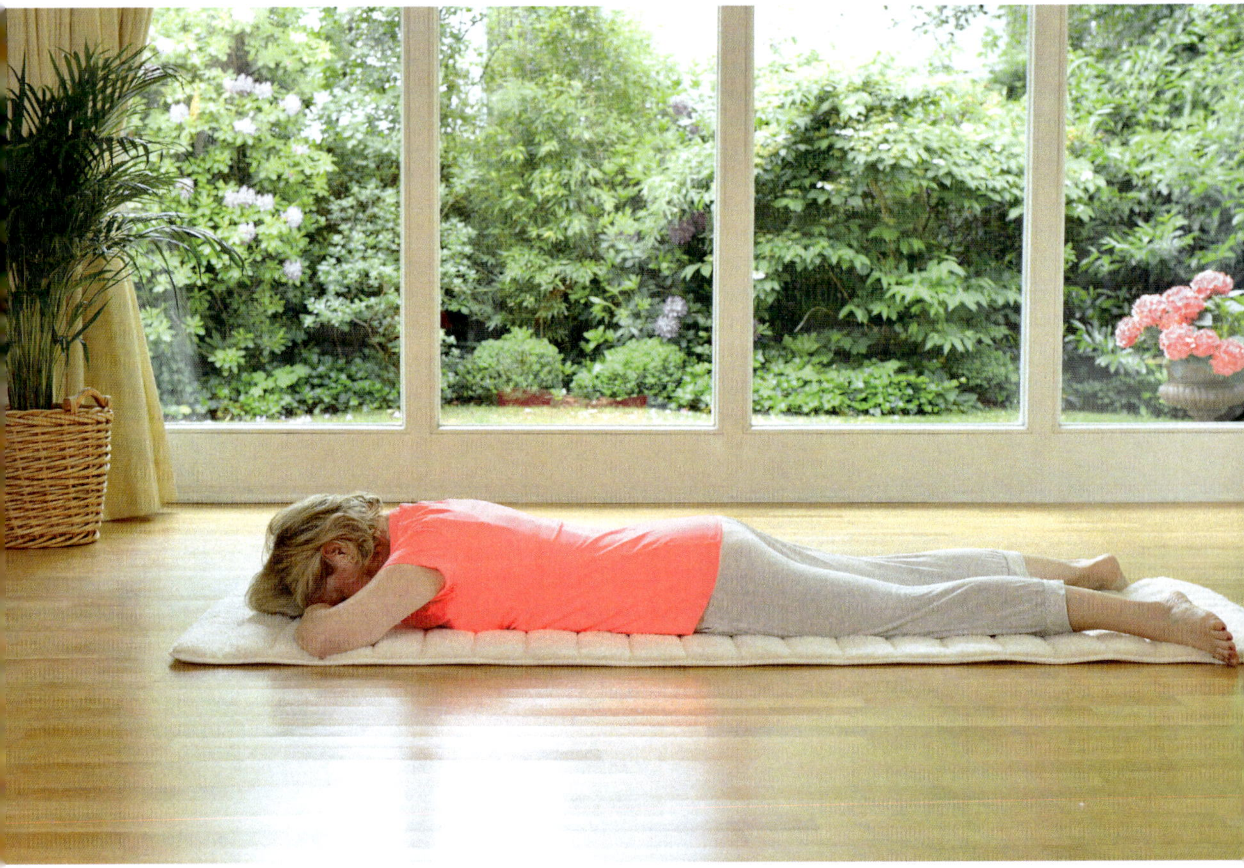

2. Übung

Entspannung in der Bauchlage – Der Delphin

Nun legen Sie sich auf Ihrer Matte in die Bauchlage. Die Beine sind leicht gegrätscht, die Fußspitzen können nach außen gedreht werden, so dass sich Ihre Leisten an den Boden schmiegen können. Ihre Stirn betten Sie auf Ihre Handrücken, die Sie übereinander gelegt haben. Sollte Ihnen diese Kopfhaltung unangenehm sein, so drehen Sie den Kopf zur Seite.

Bleiben Sie eine kleine Weile in dieser Haltung, atmen Sie ruhig und natürlich und beobachten Sie Ihre Atmung. Nehmen Sie wahr, wie die Einatmung Ihren Körper mit neuer Energie versorgt und wie sich Ihr Körper ausatmend mehr und mehr entspannt.

Diese Haltung beruhigt das Nervensystem, sie regeneriert Körper und Geist und entspannt die Bauchorgane.

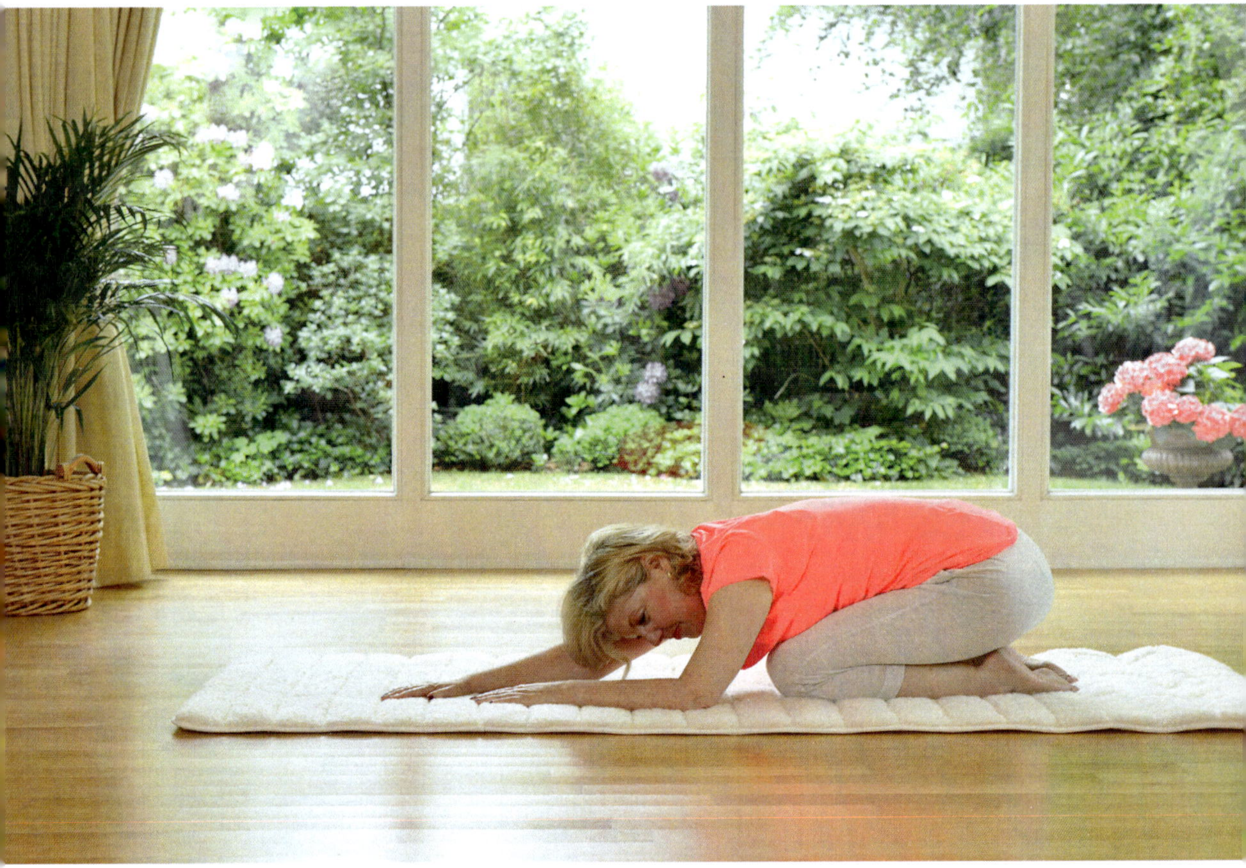

3. Übung

Dehnen der Flanken

Kommen Sie in den Fersensitz. Setzen Sie die Hände vor den Knien auf. Lassen Sie Ihren Brustkorb nach vorn auf Ihre Oberschenkel absinken und legen Sie Ihren Brustkorb auf den Beinen ab. Schieben Sie nun Ihren linken Arm diagonal nach rechts vorn, so dass Sie sich intensiv aus Ihrer linken Flanke heraus dehnen. Ziehen Sie dann den Arm wieder zurück, so dass Sie wieder in der Ausgangsposition sind. Führen Sie die Bewegung auch mit der anderen Seite aus. Die Bewegung sollte aus den Flanken entstehen, damit die Schultern geschont bleiben. Wiederholen Sie die Bewegungen einige Male und lassen Sie Ihren Atem dabei frei fließen. Spüren Sie anschließend eine kleine Weile nach.

Diese Übung dehnt die kleinen Muskeln zwischen den Rippen und verhilft so zu einer vertieften Atmung. Vorsicht ist geboten bei Krampfadern, der Fersensitz ist dann nicht geeignet. Gehen Sie in den Vierfüßler, auch wenn die Dehnung dann sanfter und kürzer ist.

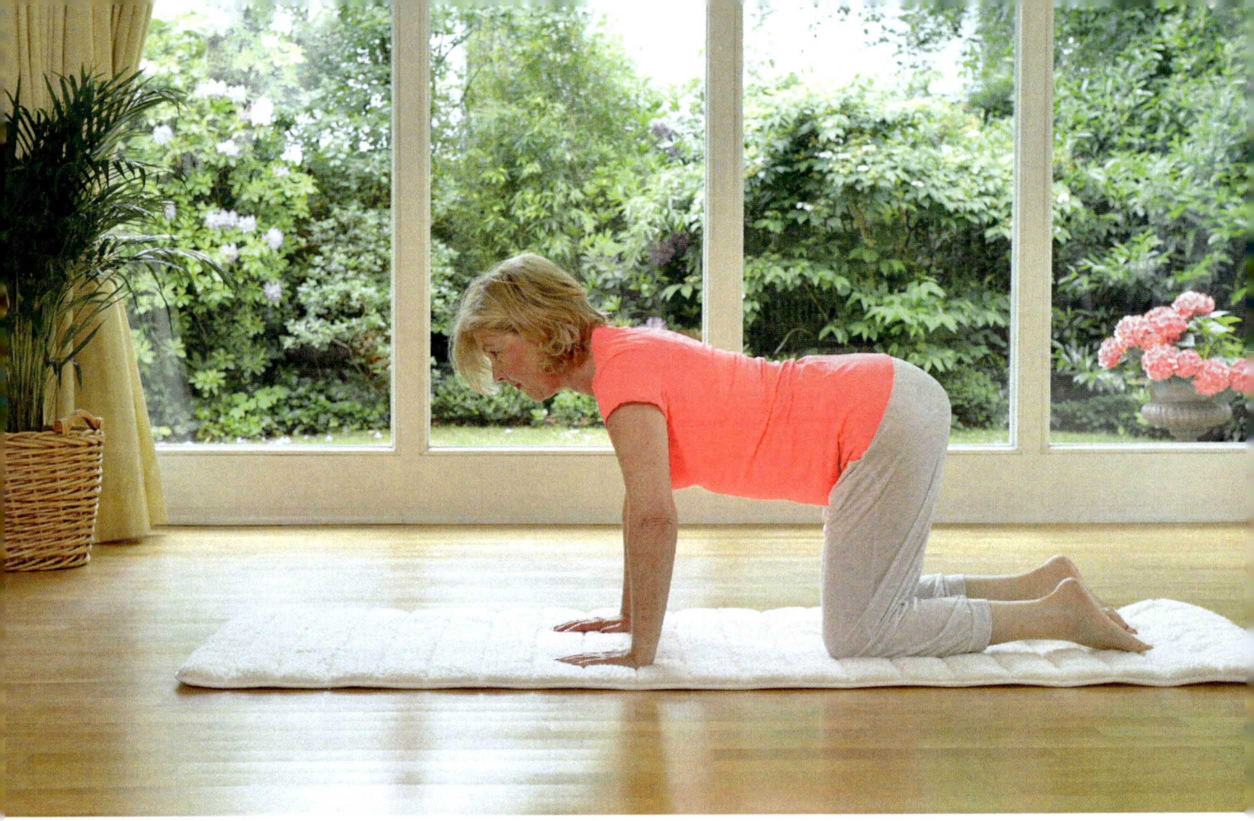
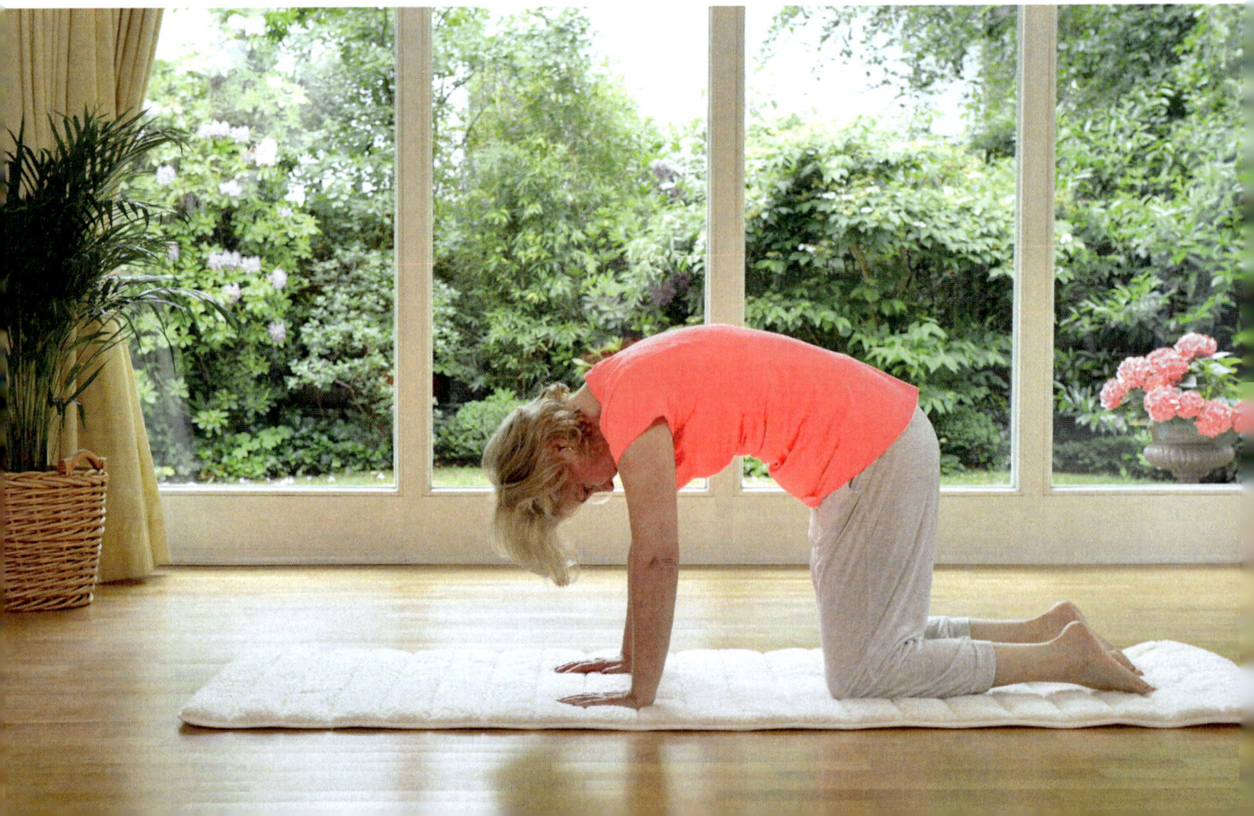

4. Übung

Wohltuendes und Belebendes für den Rücken – Die Katze

Für diese Übung gehen Sie auf Ihrer Matte oder rutschfesten Unterlage in den Vierfüßlerstand. Dafür setzen Sie die Hände unterhalb der Schultern auf dem Boden auf und haben Ihre Knie hüftbreit voneinander aufgestellt. Dies ist die Ausgangsposition. Nun senken Sie langsam den Kopf und runden den oberen Rücken, so dass eine sanfte Dehnung entsteht. Sie fahren fort, Ihren Rücken zu runden, bis auch der untere Rücken, also auch der Bereich der Lendenwirbelsäule und des Steißbeins nach oben gedehnt wird und Sie auf diese Weise einen Katzenbuckel formen. Diese Bewegung können Sie mit Ihrer Ausatmung verbinden.

Anschließend heben Sie das Becken und lassen den Brustkorb in einem Bogen wieder nach unten sinken, den Kopf heben Sie dann achtsam an, so dass Sie wieder in der Ausgangsposition sind. Der Kopf wird dabei nicht in den Nacken gelegt, sondern der Nacken bleibt lang. Diese Bewegung können Sie mit Ihrer Einatmung unterstützen. Wiederholen Sie diese Bewegungen einige Male und lassen Sie daraus eine fließende, wellenartige Bewegung entstehen. Wenn Sie mögen, verbinden Sie die Bewegung mit Ihrem Ein- und Ausatem-Rhythmus. Anschließend entspannen Sie sich im „eingerollten Blatt", siehe nächste Seite.

Diese Übung bewegt die ganze Wirbelsäule gut durch und durchblutet den Rücken und den Nacken.

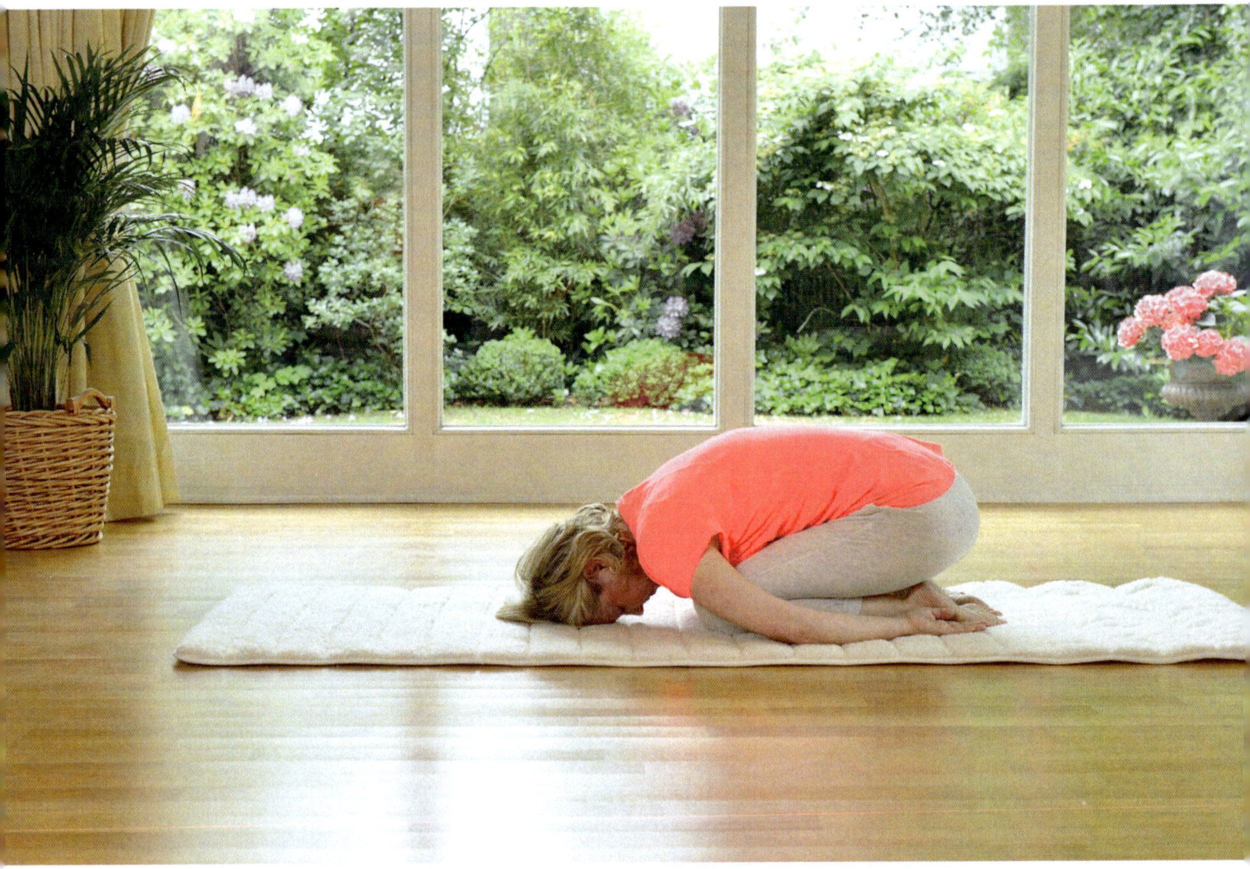

5. Übung

Eingerolltes Blatt oder Yoga Mudra

Aus der Vierfüßlerposition streben Sie mit dem Gesäß zu den Fersen und setzen sich in den Fersensitz. Setzen Sie die Hände neben den Beinen auf. Dann beugen Sie den Rumpf mit geradem Rücken und gedehntem Nacken langsam nach vorn, bis die Stirn auf dem Boden ruht. Führen Sie nun die Arme mit nach oben gerichteten Handflächen nach hinten, um die Arme neben den Beinen abzulegen. Eine alternative Handposition ist das Aufeinanderlegen der lockeren Fäuste zu einem Turm, auf dem Sie Ihre Stirn ablegen. Einige Atemzüge verweilen Sie in dieser Stellung. Beobachten Sie Ihre Atmung, die Sie jetzt vielleicht als eingeschränkt empfinden. Um die Position wieder zu verlassen, setzen Sie die Hände neben den Knien auf, heben den Kopf und richten sich wieder auf.

Setzen Sie sich anschließend mit lang ausgestreckten Beinen auf den Boden und klopfen Sie die Beine sanft am Boden aus, um die Durchblutung anzuregen. Das „eingerollte Blatt" ist eine wirkungsvolle Übung, um das Nervensystem zu beruhigen. Bei Krampfadern sollte die Stellung nicht ausgeführt werden. Dann können Sie alternativ folgende Variante nehmen:

Setzen Sie sich auf den Boden und stellen Sie die Beine auf. Umfangen Sie die Beine mit den Armen. Lassen Sie die Stirn auf die Knie sinken. Sie können auch einen oder beide Unterarme auf die Knie legen und Ihren Kopf darauf betten.

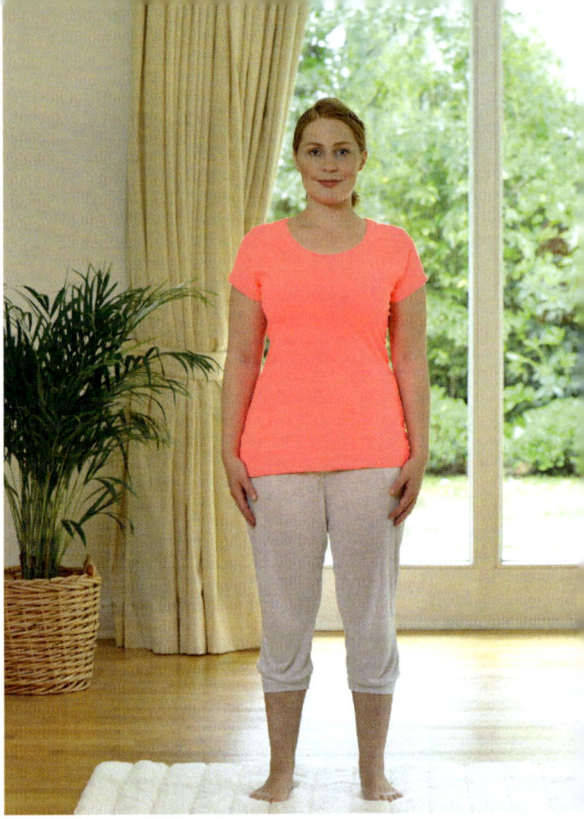

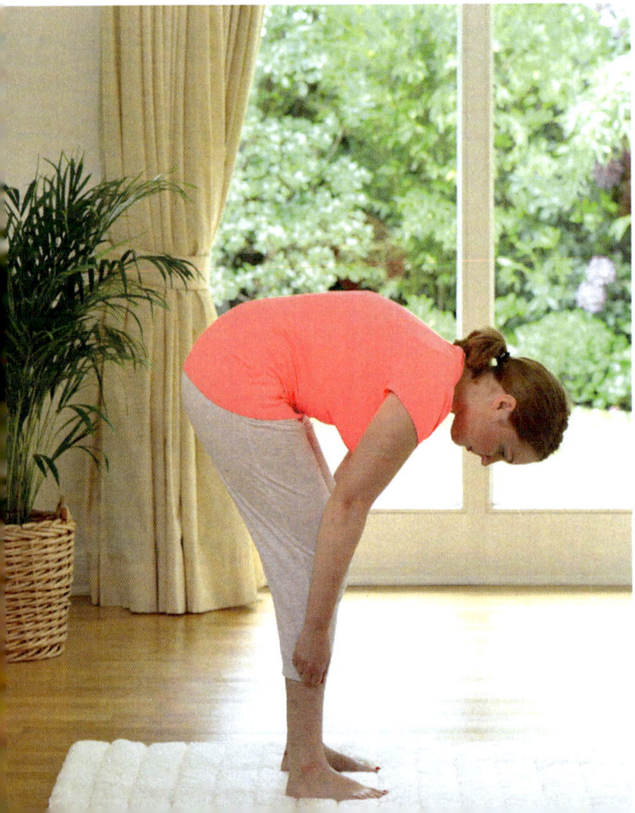

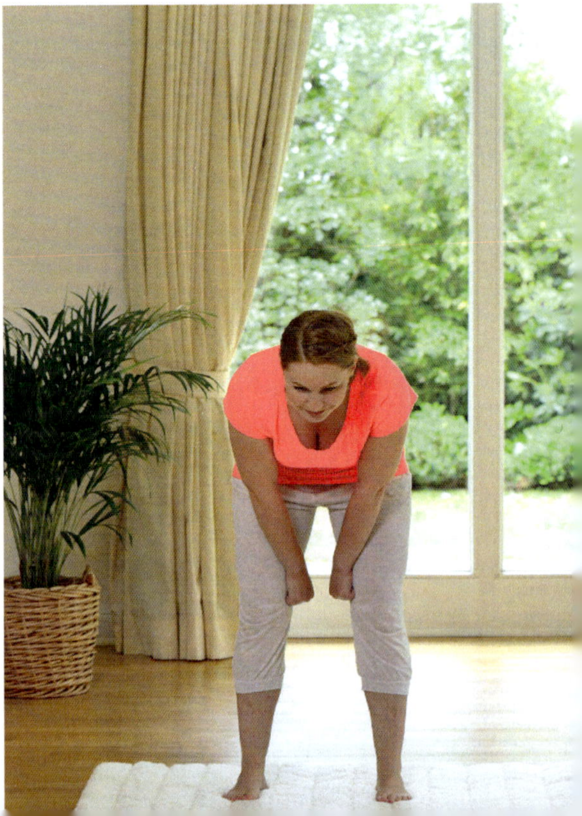

6. Übung

Den Körper abklopfen – Eine vitalisierende Selbstmassage

Im aufrechten Stand, die Beine leicht geöffnet, beginnen Sie seitlich an der Brust in Höhe der linken Schulter mit einer lockeren Faust oder mit der flachen rechten Hand Ihren Arm abzuklopfen. Klopfen Sie an der Arminnenseite zur Hand hinunter, dann klatschen Sie in die Hände und wandern auf der Armaußenseite wieder hinauf zur Schulter. Das Gleiche machen Sie mit der anderen Seite.

▪ Die Beine: Dann gehen Sie mit den Händen zu Ihren Hüften und klopfen mit lockeren Fäusten an den Außenseiten der Beine (wie an der Hosennaht) nach unten zu den Füßen, wandern klopfend auf die Fußrücken und an den Innenseiten der Beine wieder hinauf zum Becken.

▪ Der Brustkorb: Mit lockeren Fingerspitzen klopfen Sie Ihren Brustkorb aus, so als würden Regentropfen sanft auf Sie herabregnen. Dabei können Sie bis in die Höhe der Schulter gehen und auch wieder zurück zur Brustmitte. Anschließend spüren Sie mit geschlossenen Augen im aufrechten Stand eine kleine Weile der belebenden Wirkung nach.

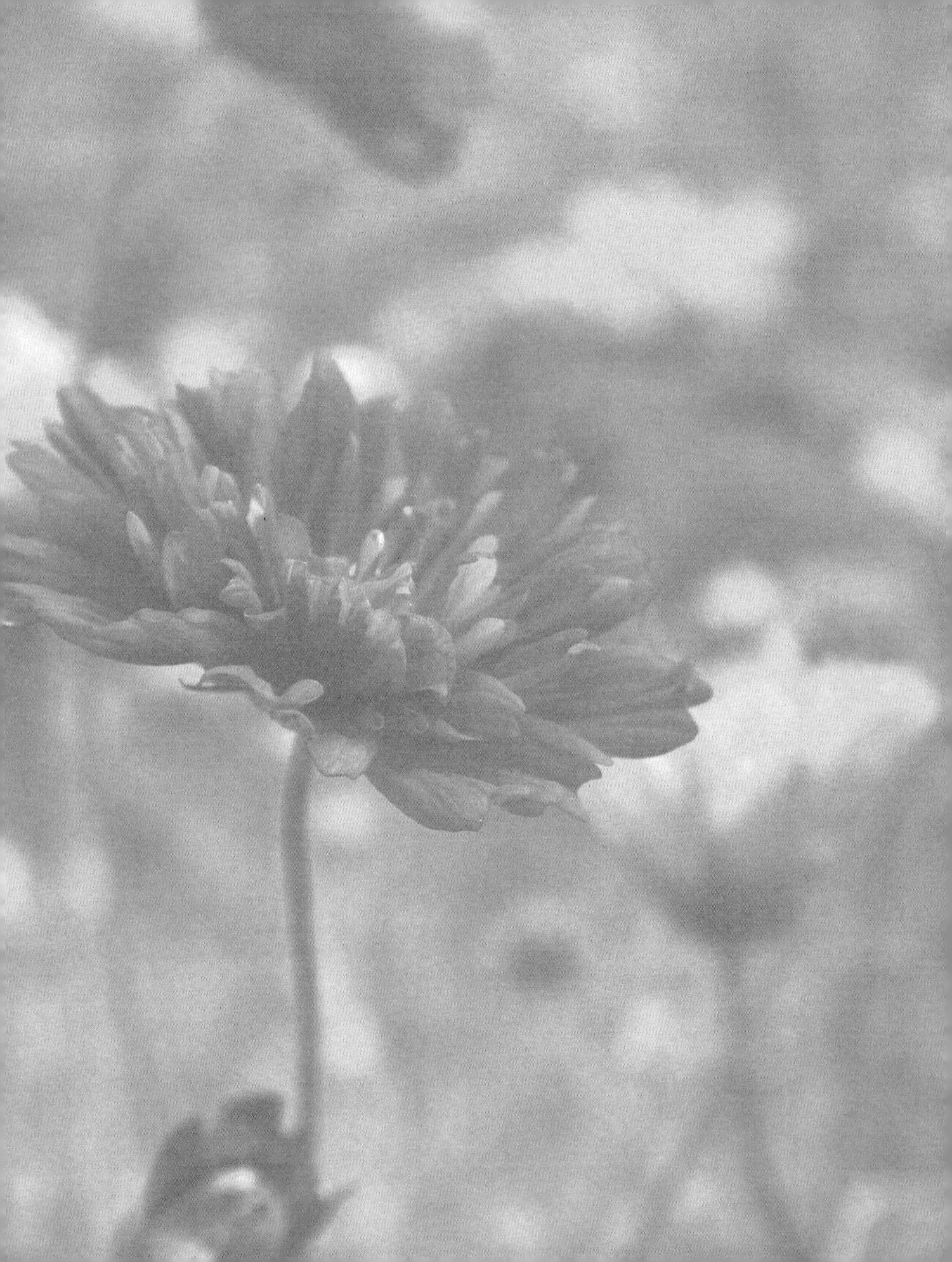

7. Übung

Kreisen der Beine und Füße

Im aufrechten Stand haben Sie die Beine etwa hüftbreit geöffnet. Nun verlagern Sie Ihr Gewicht auf das linke Bein, lösen das rechte Bein ein paar Zentimeter vom Boden und beginnen mit dem rechten Fuß aus dem Fußgelenk langsam im Uhrzeigersinn zu kreisen. Anschließend kreisen Sie gegen den Uhrzeigersinn, dann beugen und strecken Sie den Fuß. Sie setzen ihn wieder ab und wiederholen das Gleiche mit dem anderen Bein. Nachdem Sie wieder auf beiden Beinen stehen, verlagern Sie wieder Ihr Gewicht auf das linke Bein, eventuell stützen Sie sich an einer Wand oder einem Stuhl ab. Sie heben das rechte Bein ein wenig an und beginnen, aus dem Hüftgelenk heraus kleine Kreise zu beschreiben: im Uhrzeigersinn und entgegengesetzt. Verfahren Sie in gleicher Weise mit dem linken Bein. Anschließend stehen Sie wieder gut und sicher auf beiden Beinen und spüren nach.

Mit dieser Übung mobilisieren Sie Ihre Gelenke und stärken Ihren Gleichgewichtssinn.

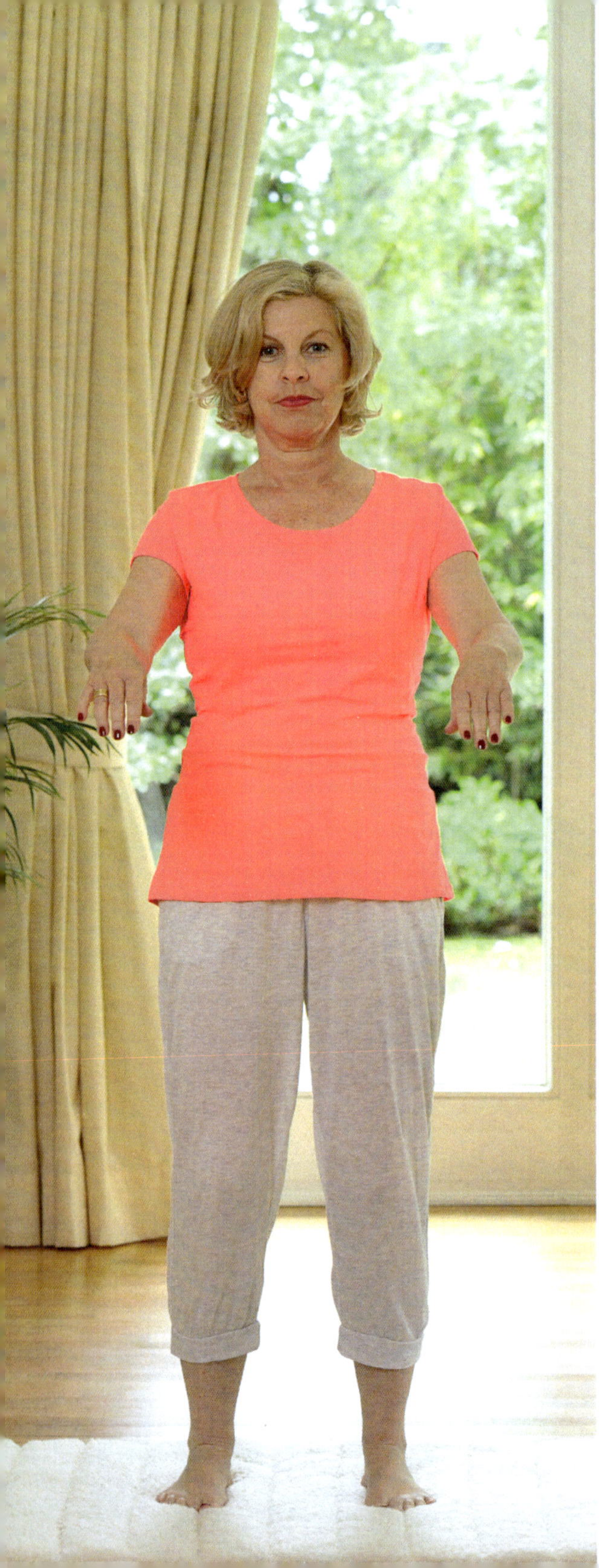

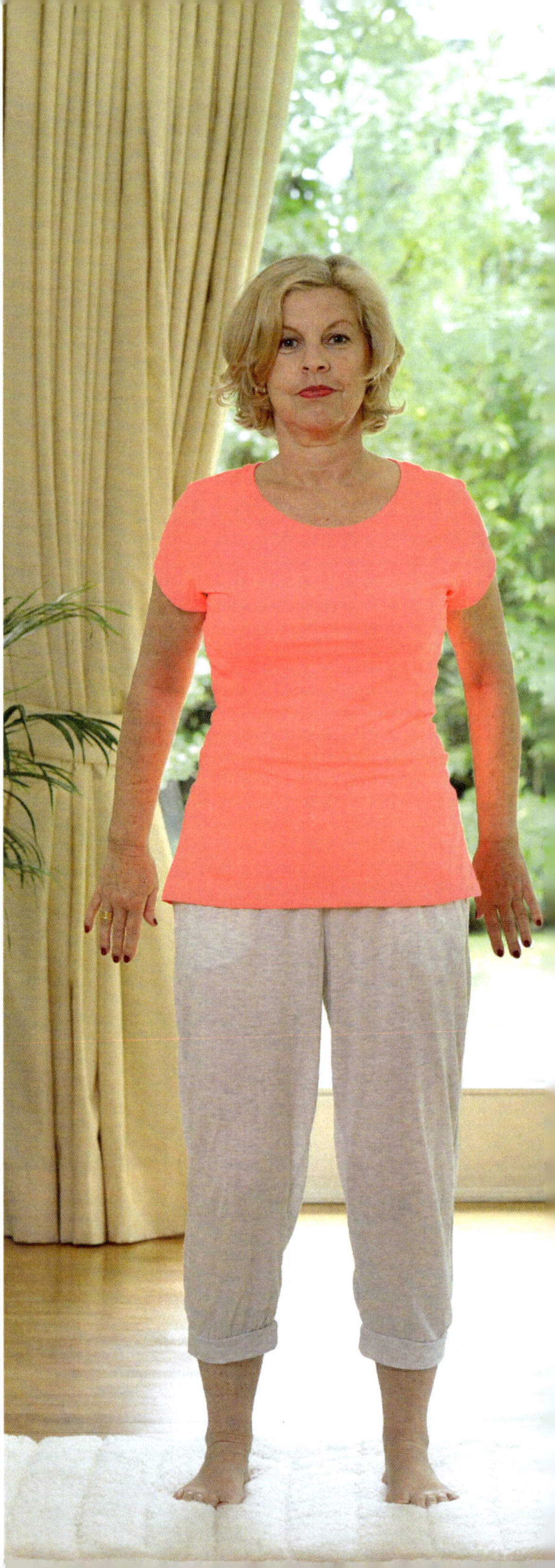

8. Übung

Schütteln des Körpers – Shake Your Body

Stellen Sie sich hüftbreit locker aufrecht hin, die Füße sind parallel, die Zehen zeigen nach vorn. Die Arme hängen neben dem Körper, die Hände sind entspannt. Das Kinn ziehen Sie ganz leicht Richtung Brustkorb und den Scheitelpunkt ziehen Sie bewusst Richtung Zimmerdecke, um die Halswirbelsäule in eine optimale Position zu bringen.

Nun beginnen Sie, möglichst ohne Kraftanstrengung, aus den Knien heraus leicht auf und ab zu federn. Die Arme lassen Sie dabei wie ein Pendel vor und zurückpendeln. Der Kopf bleibt aufgerichtet und wird nicht mitgeschüttelt. Sie können dabei auch Ihre Hände und Arme „ausschütteln", so als wollten Sie etwas von ihnen abschütteln. Die Bewegung kann auch etwas schneller werden, wenn Sie sehr zaghaft begonnen haben. Achten Sie auf Ihren Kopf, dass er nach oben hin ausgerichtet bleibt. Fahren Sie mit der Bewegung ca. 3-5 Minuten fort und stellen Sie sich dabei vor, wie alles Störende oder Belastende mit jeder Ausatmung nach unten fließt und durch Ihre Füße in die Erde hinein und Sie es auf diese Weise loslassen. Lassen Sie die Bewegung langsam ausklingen, indem Sie sie immer kleiner werden lassen, bis Sie wieder ruhig stehen.

Spüren Sie in Ihren Körper hinein und stellen Sie sich nun vor, wie jede Körperzelle Ihres Körpers mit jeder Einatmung und über Ihre Poren mit neuer Kraft und Energie versorgt wird. Diese Übung aus dem Qi-Gong ist eine vitalisierende und wertvolle Übung, da Sie auf wunderbar einfache Weise den Stoffwechsel anregt, Müdigkeit vertreibt, die Blutzirkulation verbessert und die Schultern und Kniegelenke geschmeidig hält.

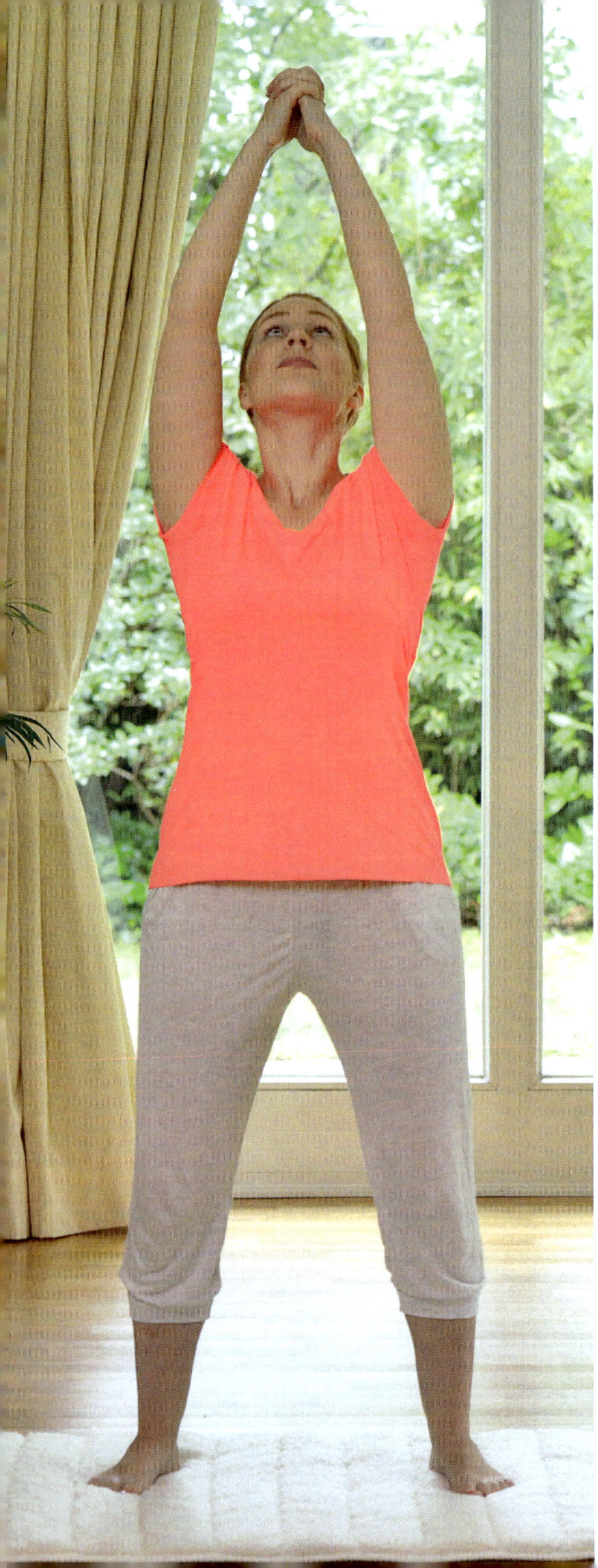
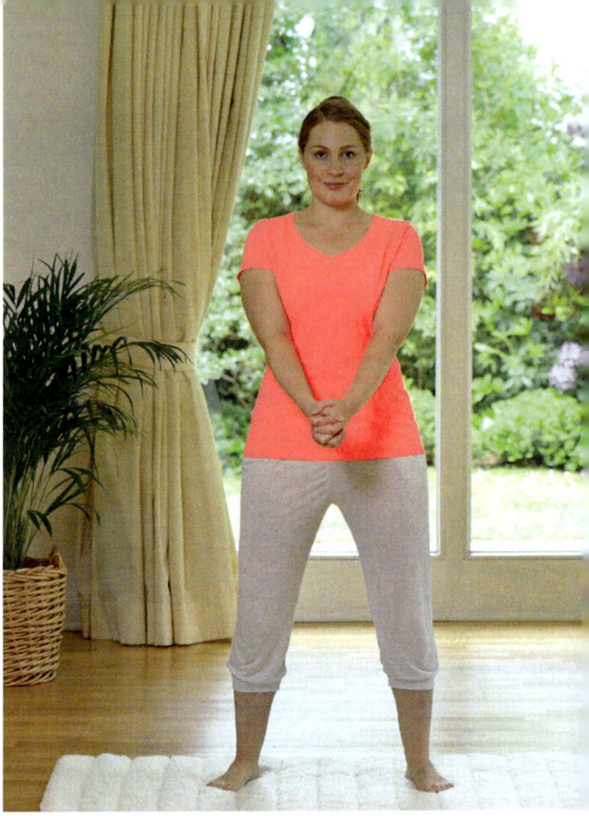
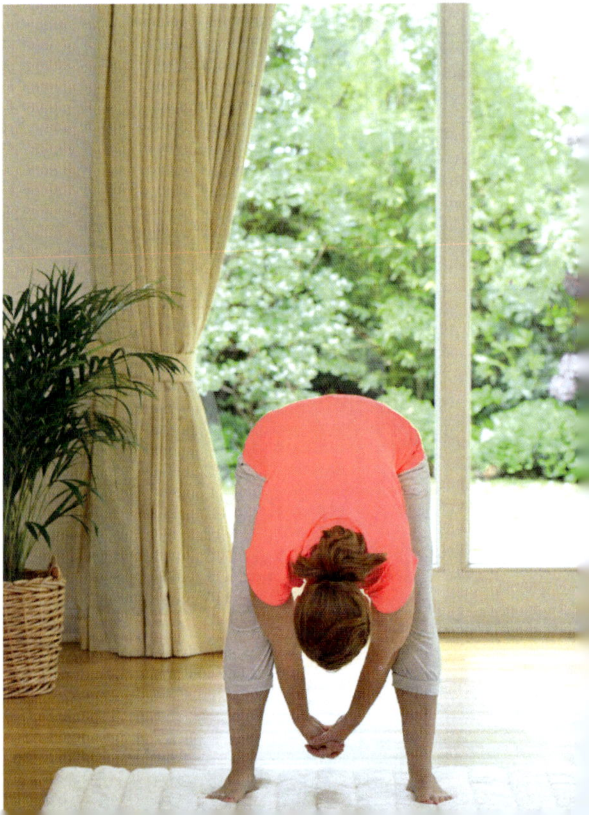

9. Übung

Reinigende Atmung im Stehen – Ha-Atmung

Stellen Sie sich mit leicht gespreizten Beinen hin. Einatmend heben Sie langsam seitlich die Arme und führen Sie lang über den Kopf. Über dem Kopf verschränken Sie die Hände ineinander. Beugen Sie nun den Rumpf nach vorn bis nach unten, die Arme fallen dabei auch mit nach vorn unten und unterstützen die Bewegung, indem Sie kräftig durch den Mund auf dem Ton „Ha" ausatmen. Gedanklich unterstützen Sie die Bewegung und die Ausatmung durch die Vorstellung, dass alles Verbrauchte und jede Spur von Müdigkeit den Körper verlässt. Richten Sie sich langsam wieder auf und wiederholen den Bewegungsablauf einige Male. Diese Übung befreit den Körper von Giften, regt den Stoffwechsel an und vertreibt Müdigkeit.

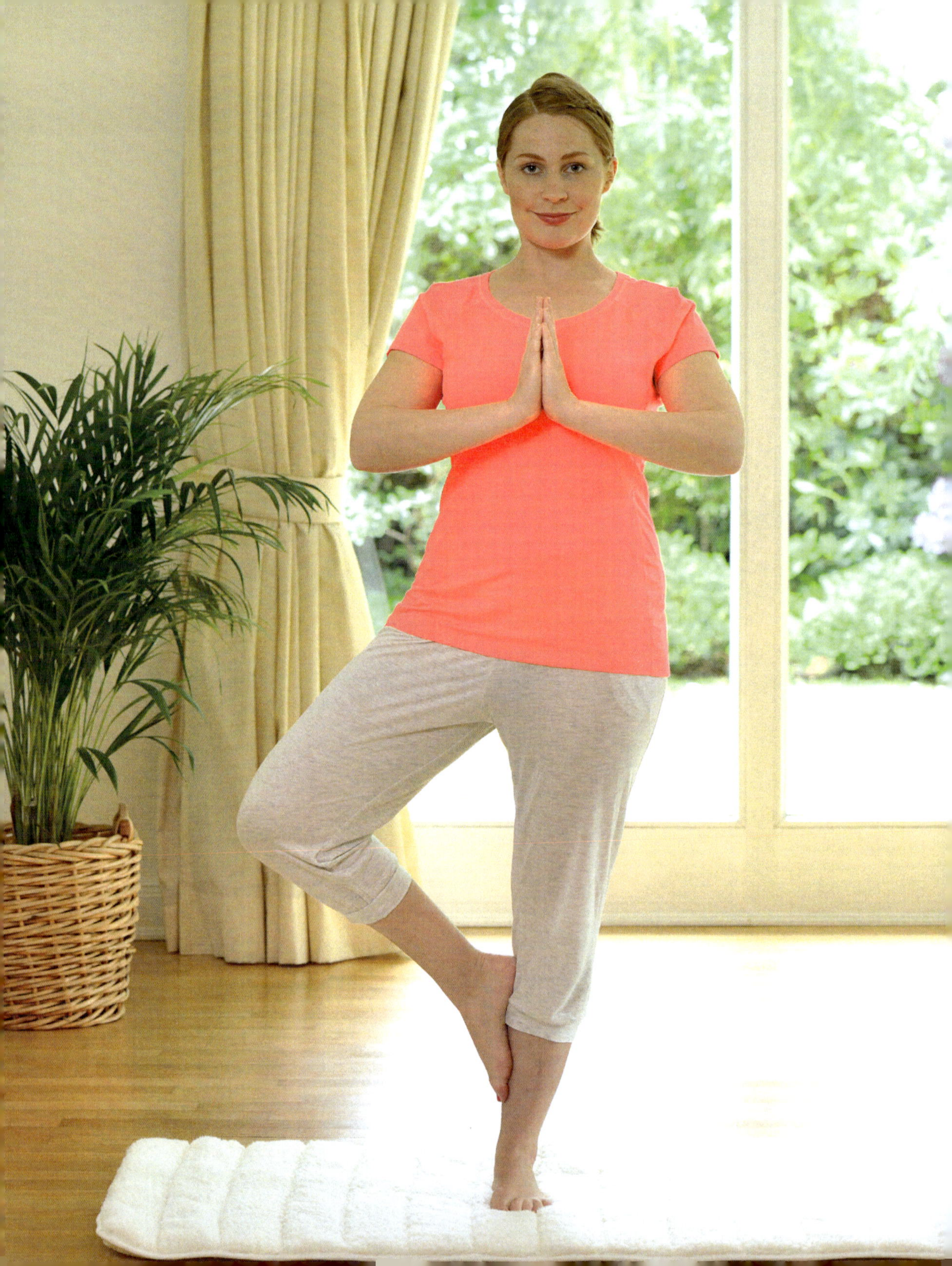

10. Übung

Der Baum

In der Ausgangsposition stehen Sie aufrecht und mit geschlossenen Beinen. Verlagern Sie nun Ihr Gewicht auf den linken Fuß, lösen das rechte Bein vom Boden und setzen den rechten Fuß an die Innenseite in Höhe der Wade Ihres linken Beines.

Sie legen die Handflächen in Gebetshaltung vor der Brust zusammen und suchen sich einen Punkt in Augenhöhe, der nicht wackelt, um das Gleichgewicht besser halten zu können. Über die Fußsohle Ihres linken Fußes sind Sie gut mit der Erde verbunden, den Scheitelpunkt Ihres Kopfes haben Sie zur Zimmerdecke ausgerichtet, so dass Sie in einer gut aufgerichteten Position stehen. Die Schultern bleiben entspannt. Atmen Sie ruhig und natürlich weiter. Verweilen Sie eine kleine Weile in dieser Position und kehren dann in die Ausgangsposition zurück. Anschließend üben Sie mit der anderen Seite.

Der Baum kräftigt die Beine, stärkt das Standvermögen und das Gleichgewicht. Neigen Sie zu Schwindel, dann üben Sie die Gleichgewichtsübungen möglichst regelmäßig und in der Nähe einer Wand, um sich abstützen zu können, wenn nötig. Anschließend legen Sie sich auf Ihre Matte in die Rückenlage, dehnen und räkeln Sie sich und spüren Sie eine Weile nach. Wie nehmen Sie die Rückseite Ihres Körpers wahr, die Bereiche, die mit der Erde verbunden sind, wie Ihre Vorderseite, wie geht Ihre Atmung? Lassen Sie sich ein wenig Zeit mit der Betrachtung und versuchen Sie, ohne zu werten, Ihren Körper anzuschauen.

11. Übung

Meditationsübung: Ein – Aus – Ruhig – Tief

Setzen Sie sich in eine aufrechte Sitzposition, entweder auf Ihre Matte, evtl. mit Unterstützung eines Kissens, oder auf einen Stuhl. Schließen Sie die Augen.

Mit Ihrer Aufmerksamkeit gehen Sie zu Ihrer Atmung. Sie nehmen Ihre Einatmung wahr, den kleinen Moment der Atemfülle, es folgt Ihre Ausatmung, dann der Moment der Atemleere. Die Atmung geschieht von ganz allein, Sie brauchen nichts zu verändern oder zu forcieren.

Nun begleiten Sie diesen Vorgang der Atmung, indem Sie sich folgende Worte sagen:

Ein – Aus – Ruhig –Tief

Wie es auch Thich Nhat Hanh lehrt, sagen Sie sich im Geiste mit der folgenden Einatmung „Ein“, bei der Ausatmung „Aus“, bei der nächsten Einatmung „Ruhig“, bei der nächsten Ausatmung „Tief“. Dies üben Sie eine kleine Weile. Sollten Sie dabei ermüden oder sich unwohl fühlen, beenden Sie die Übung und öffnen die Augen. Sie können die Übung bis auf 20 Minuten ausdehnen.

Das Rezept für die zweite Woche

Würziger Birnen-Couscous

► Den Apfelsaft aufkochen lassen und vom Herd nehmen. Ingwerpulver, Kardamom, Kurkuma, Salz und Couscous einrühren. Zugedeckt etwa 7 Minuten ausquellen lassen.

► Inzwischen die Walnusskerne in einer Pfanne ohne Fett rösten, herausnehmen und hacken. Die Birne schälen, vierteln, entkernen und klein würfeln.

► Birnen und Rosinen unter den Couscous mischen. Den Birnen-Couscous anrichten, mit Ahornsirup beträufeln und mit den Walnüssen bestreuen.

Zutaten

200 ml Apfelsaft
1/4 TL Ingwerpulver
1 Msp. gemahlener Kardamom
1 Msp. gemahlener Kurkuma
1 Prise Salz
80 g Instant-Couscous
20 g Walnusskerne
1 große Birne
20 g Rosinen
2 EL Ahornsirup

Für 2 Personen, pro Person
ca. 380 kcal / 7 g EW / 7 g F / 71 g KH

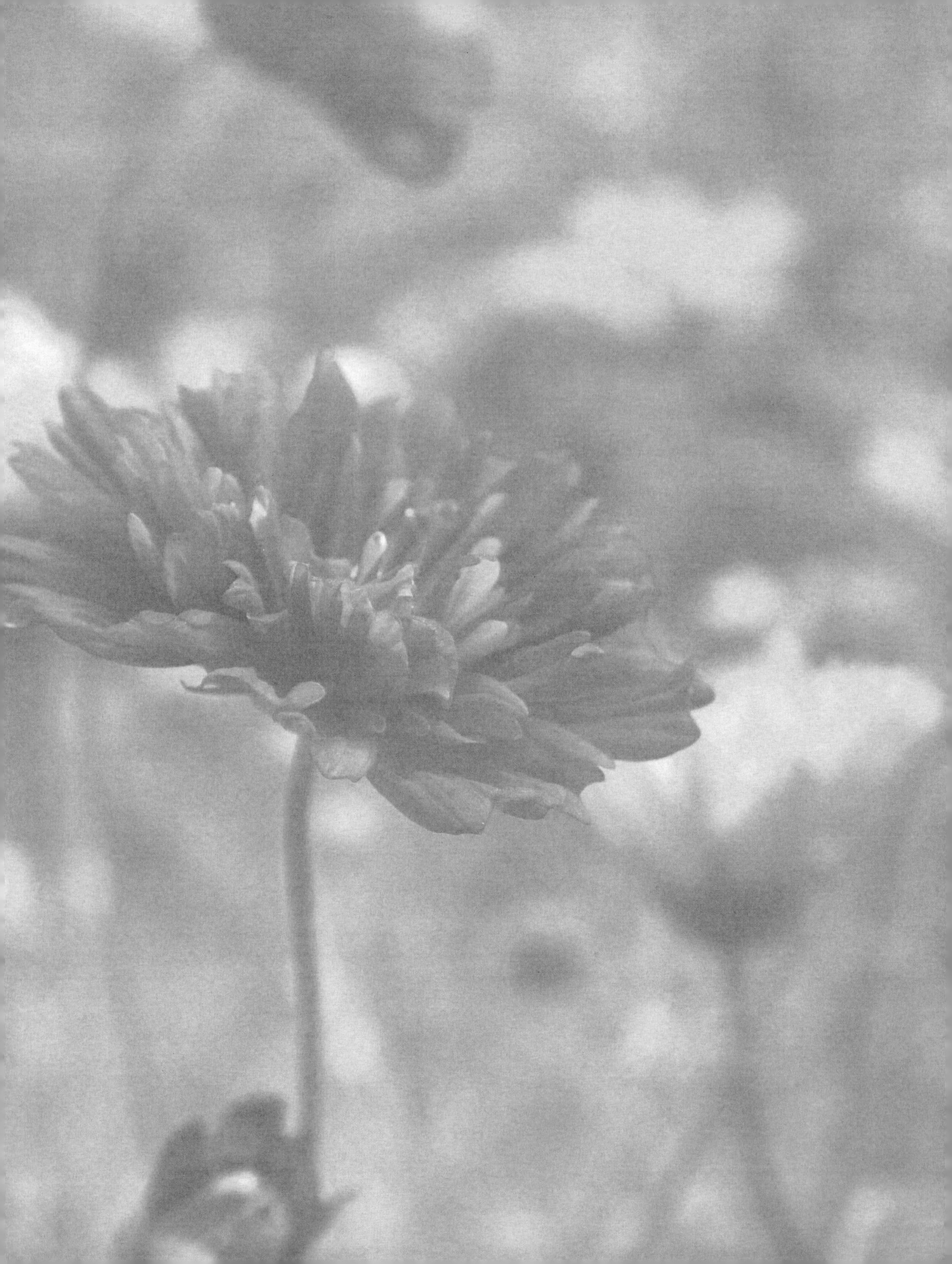

Die dritte Woche des Anti-Stress Programms

Anspannung – Entspannung – Gleichgewicht

Wer Schmetterlinge lachen hört,
der weiß wie Wolken schmecken,
der wird im Mondschein
ungestört von Furcht
die Nacht entdecken

Carlo Karges

Die dritte Woche des Programms unterstützt die Kräftigung der rumpfaufrichtenden Muskulatur und eine gute Verwurzelung der Füße. Im Berg und im Baum werden das Standvermögen und die Stabilität des Körpers gefördert, die Wechselatmung gleicht die Polaritäten aus: Sie wirkt belebend, wenn Sie sich abgespannt fühlen und hilft Ihnen andererseits, wenn Sie zur Ruhe kommen möchten, so dass das innere Gleichgewicht wieder hergestellt wird.

Gleichgewicht entsteht, wenn man
Kopf, Herz und Körper
gleichermaßen entscheiden läßt.

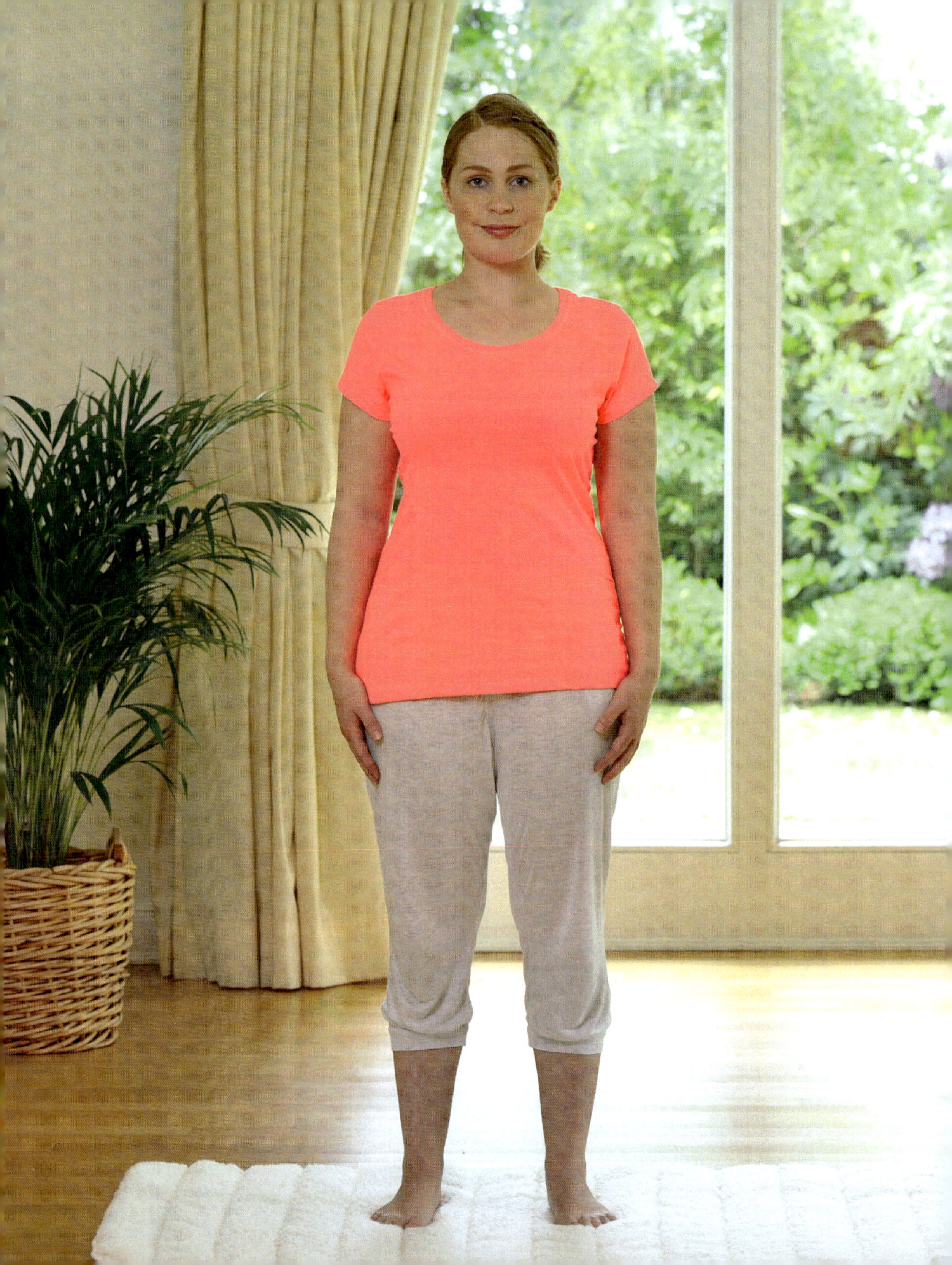

1. Übung

Der aufrechte Stand – Der Berg

Stellen Sie Ihre Füße hüftgelenkbreit und parallel nebeneinander. Dabei verteilen Sie Ihr Gewicht gleichmäßig auf die Außenkanten der Fersen und auf den vorderen Teil Ihrer Füße – auf die Groß- und Kleinzehenballen.

Gehen Sie mit Ihrer Aufmerksamkeit zu Ihrer Wirbelsäule und richten Sie die Wirbelsäule vom untersten Wirbel angefangen langsam auf. Dabei hebt sich auch leicht Ihr Brustbein. Die Schultern sinken entspannt nach hinten unten. Mit dem Scheitel streben Sie nach oben. Der Nacken sollte entspannt bleiben. Die Arme hängen neben dem Körper, die Handinnenflächen zeigen zum Körper. Die Atmung fließt ruhig und gleichmäßig, während Sie in dieser Aufrichtung verweilen. Nehmen Sie die Verwurzelung über die Füße mit der Erde wahr, die Ihnen Gleichgewicht und Halt bietet.

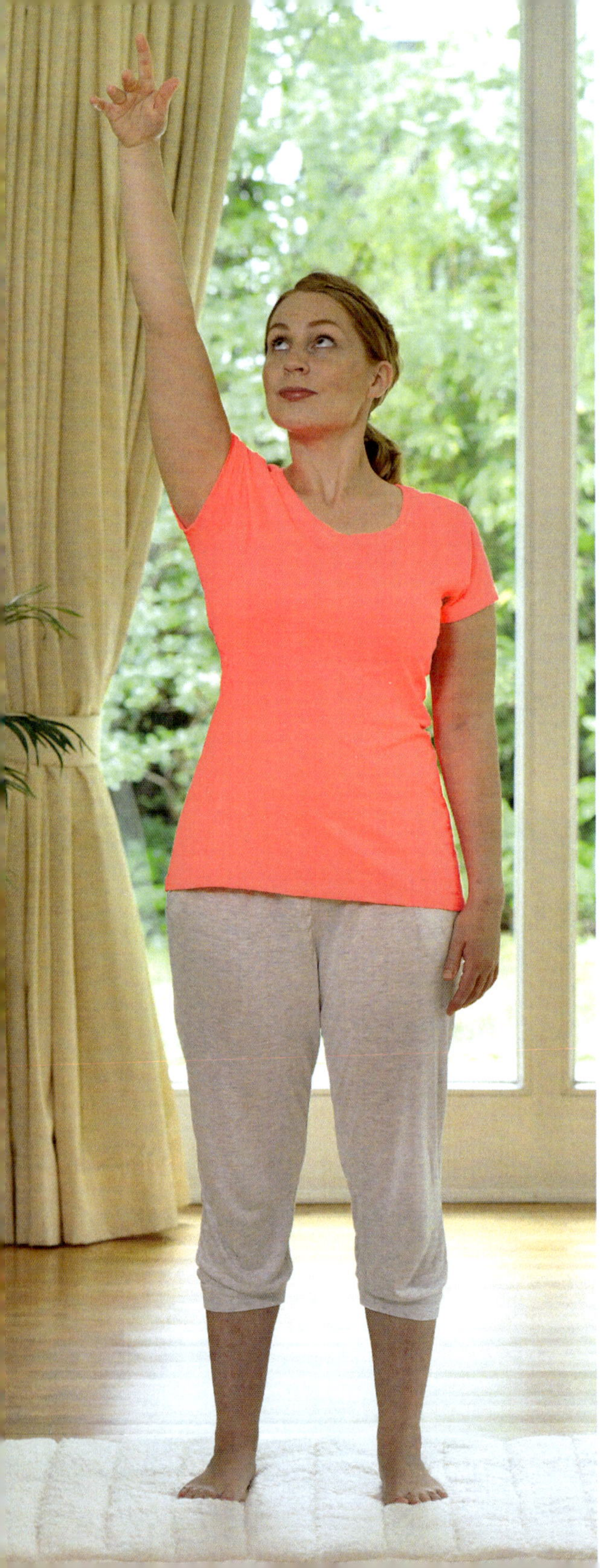
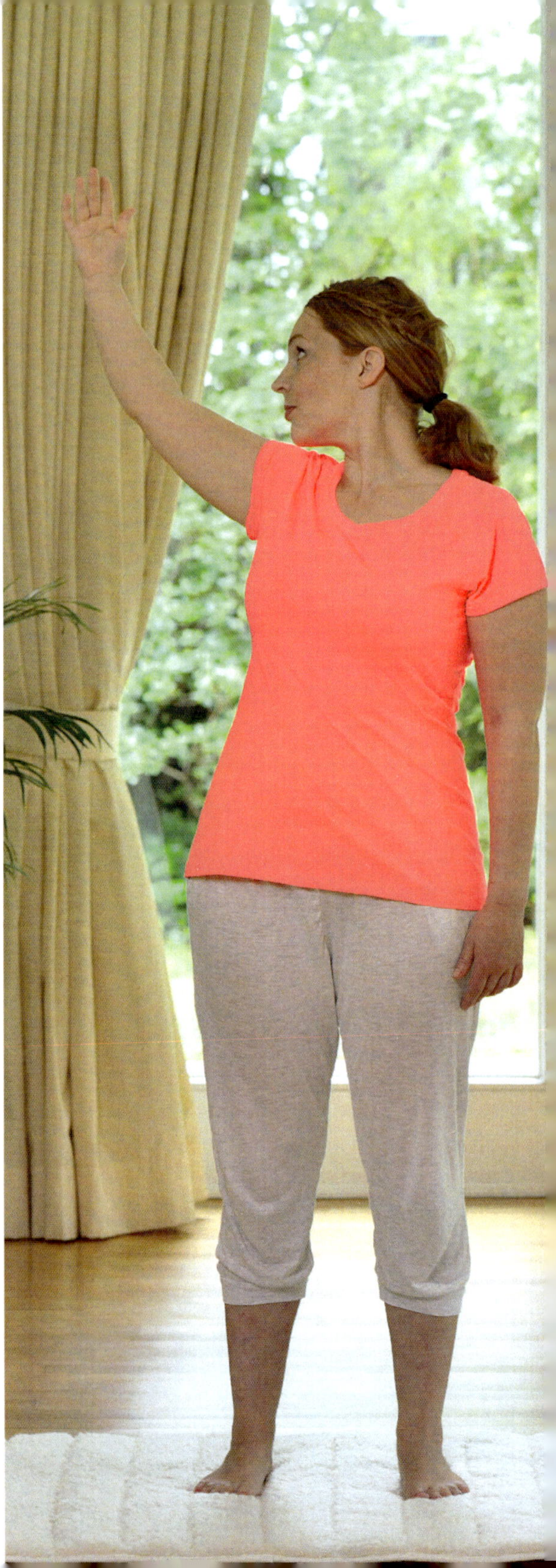

2. Übung

Langsames Armkreisen

Im aufrechten Stand hängen die Arme locker neben dem Körper. Die Füße stehen hüftbreit voneinander entfernt. Sie beginnen dann, Ihren rechten Arm langsam über vorn nach oben zu führen und aus dem Schultergelenk nach hinten zu kreisen. Dabei bleiben das Handgelenk und der Ellenbogen ganz locker und entspannt. Diese kreisende Bewegung führen Sie einige Male hintereinander aus. Schauen sie dabei dem Arm nach. Dann wechseln Sie die Richtung und auch hier kreisen Sie einige Male. Anschließend wiederholen Sie diese Bewegung mit dem linken Arm. Schauen Sie dabei Ihrer Hand nach, so dass eine leichte Drehbewegung in Ihrer Wirbelsäule entsteht. Beobachten Sie, wie sich durch die Weite im Brustkorb Ihre Atmung vertieft und Ihr Brustkorb durch die leichte Drehbewegung beweglicher wird. Genießen Sie die belebende Wirkung im Schultergürtel und in den Schultern.

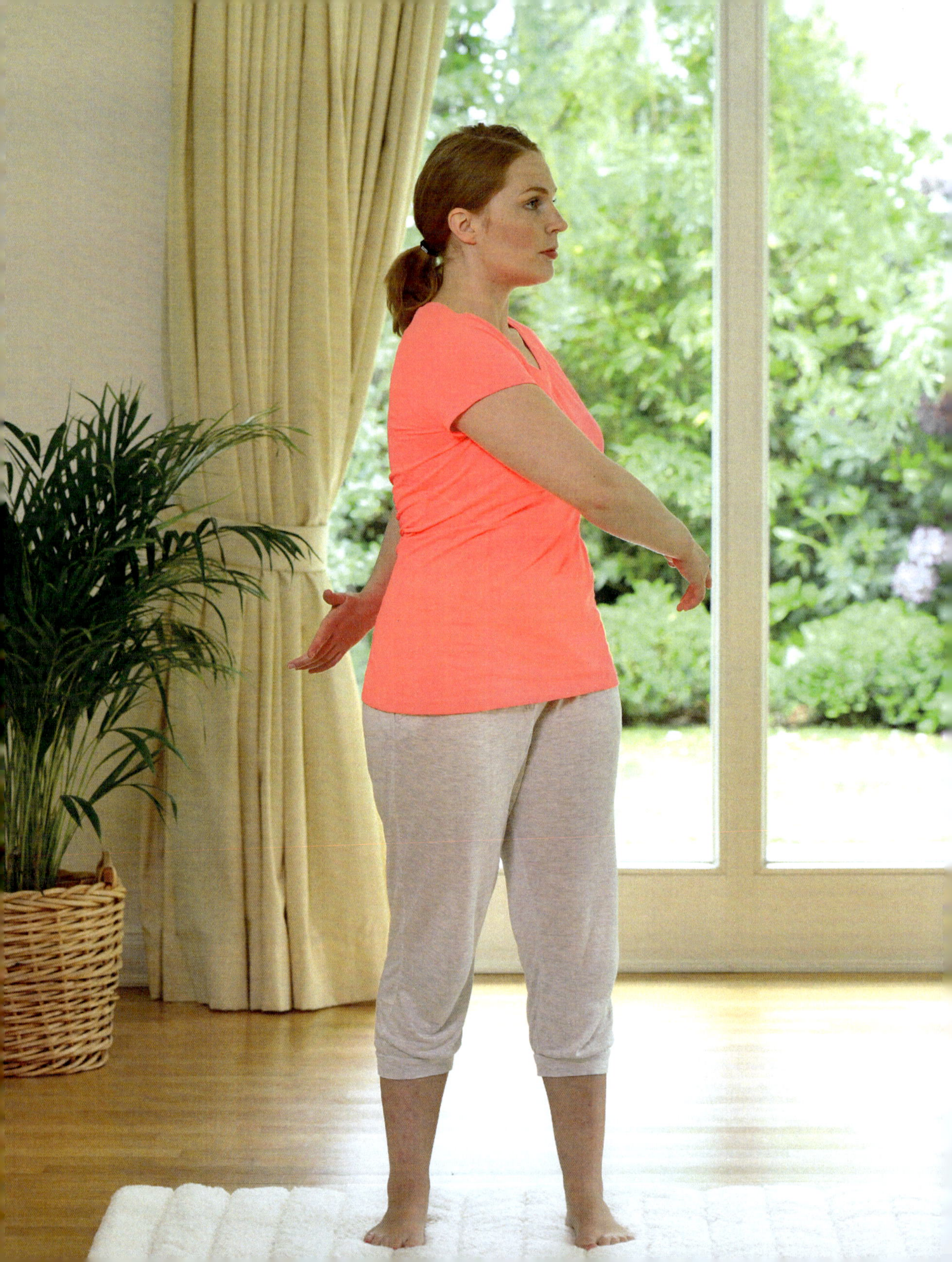

3. Übung

Die Arme entspannt um den Körper schwingen lassen

Stellen Sie Ihre Füße hüftgelenkbreit und parallel auf eine rutschfeste Matte. Richten Sie Ihr Brustbein leicht auf, so dass Sie gut aufgerichtet stehen. Gehen Sie mit Ihrer Aufmerksamkeit zu Ihrer Wirbelsäule. Nun drehen Sie sich nach rechts und links um die eigene Achse, wobei Ihr Becken möglichst ruhig bleibt und schwingen dabei Ihre Arme locker mit um Ihren Körper herum. Ihre Hände können dabei Ihrer Taille einen liebevollen Klaps geben. Schwingen Sie so eine Weile Ihre Arme um Ihren Körper und lassen Sie Ihren Atem ruhig und natürlich weiter fließen. Lassen Sie dann die Bewegung langsam ausklingen und spüren Sie einen Moment nach, bevor Sie die nächste Übung ausführen. Der Körper wird aktiviert, der Stoffwechsel angeregt und die Wirbelsäule beweglicher.

4. Übung

Der Baum

In der Ausgangsposition stehen Sie aufrecht und mit geschlossenen Beinen. Verlagern Sie nun Ihr Gewicht auf den linken Fuß, lösen das rechte Bein vom Boden und setzen den rechten Fuß an die Innenseite in Höhe der Wade Ihres linken Beines. Das Knie drehen Sie dabei nach außen.

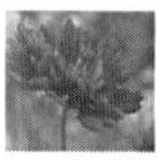

Abbildung dazu auf Seite 70/71

Sie legen die Handflächen in Gebetshaltung vor der Brust zusammen und suchen sich einen Punkt in Augenhöhe, der nicht wackelt, um das Gleichgewicht besser halten zu können. Über die Fußsohle Ihres linken Fußes sind Sie gut mit der Erde verbunden, den Scheitelpunkt Ihres Kopfes haben Sie zur Zimmerdecke ausgerichtet, so dass Sie in einer gut aufgerichteten Position stehen. Die Schultern bleiben entspannt. Atmen Sie ruhig und natürlich weiter. Verweilen Sie eine kleine Weile in dieser Position und kehren dann in die Ausgangsposition zurück. Anschließend üben Sie mit der anderen Seite.

Der Baum kräftigt die Beine, stärkt das Standvermögen und das Gleichgewicht. Neigen Sie zu Schwindel, dann üben Sie die Gleichgewichtsübungen möglichst regelmäßig und in der Nähe einer Wand, um sich abstützen zu können, wenn nötig.

5. Übung

Dehnen der Flanken

Kommen Sie in den Fersensitz. Setzen Sie die Hände vor den Knien auf. Lassen Sie Ihren Brustkorb nach vorn auf Ihre Oberschenkel absinken und legen Sie Ihren Brustkorb auf den Beinen ab. Schieben Sie nun Ihren linken Arm diagonal nach rechts vorn, so dass Sie sich intensiv aus Ihrer linken Flanke heraus dehnen. Ziehen Sie dann den Arm wieder zurück, so dass Sie wieder in der Ausgangsposition sind. Führen Sie die Bewegung auch mit der anderen Seite aus. Die Bewegung sollte aus den Flanken entstehen, damit die Schultern geschont bleiben. Probieren Sie aus, ob es sich für Sie besser anfühlt einatmend oder lieber ausatmend in die Dehnung zu gehen.

Abbildung dazu auf Seite 56/57

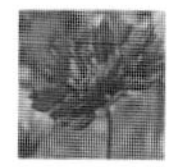

Diese Übung dehnt die kleinen Muskeln zwischen den Rippen und verhilft so zu einer vertieften Atmung. Vorsicht ist geboten bei Krampfadern, der Fersensitz ist dann nicht geeignet. Gehen Sie dann lieber in den Vierfüßler, auch wenn die Dehnung dann sanfter und kürzer ist.

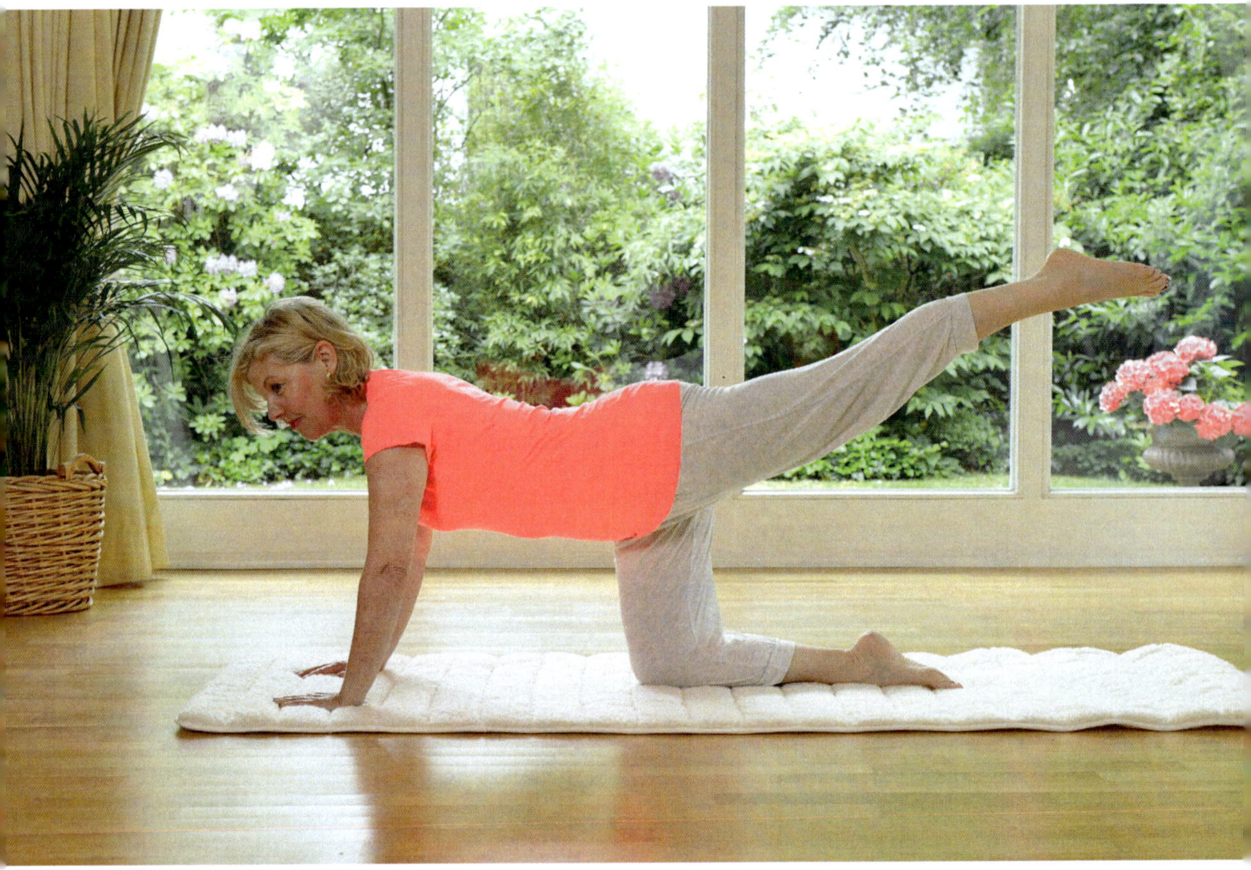

6. Übung

Die Katze dehnt das gestreckte Bein

Die Ausgangsposition ist der Vierfüßlerstand, bei dem Sie die Knie unter die Hüftgelenke stellen, so dass Ihre Beine leicht geöffnet sind und die Hände auf den Boden unter die Schultern stellen. Sie können die Ellenbogen leicht beugen, so dass Sie gelenkschonend üben.

Ausatmend runden Sie Ihren Rücken, so dass Sie einen Katzenbuckel machen. Dieses Mal führen Sie dabei Ihr rechtes Bein zu Ihrer Stirn, so dass sich Stirn und Knie einander annähern. Einatmend führen Sie Ihr gestrecktes Bein weit nach hinten und heben Ihren Brustkorb wieder an. Achten Sie darauf, dass Sie Ihren Kopf nicht zu weit in den Nacken führen, der Nacken sollte lang bleiben. Auch sollte das gestreckte Bein im Becken nicht ausgedreht werden, auch wenn einem die Übung dadurch leichter erscheint. Diese Bewegung führen Sie im Rhythmus Ihrer Atmung einige Male aus. Einatmend das Bein nach hinten heben und dehnen, ausatmend den Rücken runden. Anschließend üben Sie den gleichen Ablauf mit dem anderen Bein.

Diese Übung dehnt und stärkt die Nacken- und Rumpfmuskulatur, Sie macht die Wirbelsäule beweglich und Ihre Atmung wird wie in der vorherigen Übung vertieft.

7. Übung

Eingerolltes Blatt – Yoga Mudra

Aus der Vierfüßlerposition streben Sie mit dem Gesäß zu den Fersen und setzen sich in den Fersensitz. Setzen Sie die Hände neben den Knien auf. Dann beugen Sie den Rumpf mit geradem Rücken und gedehntem Nacken langsam nach vorn, bis die Stirn auf dem Boden ruht. Führen Sie die Arme mit nach oben gerichteten Handflächen nach hinten, um die Arme neben den Beinen abzulegen. Sie können auch die Fäuste aufeinandersetzen und den Kopf auf den Fäusten betten. Verweilen Sie einige Atemzüge in dieser Stellung. Um die Position wieder zu verlassen, setzen Sie die Hände neben den Knien auf und richten sich wieder auf.

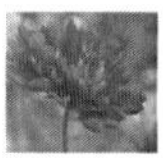

Abbildung dazu auf Seite 60/61

Setzen Sie sich anschließend mit lang ausgestreckten Beinen auf den Boden und klopfen Sie die Beine sanft am Boden aus, um die Durchblutung anzuregen. Legen Sie sich dann in die Rückenlage und spüren Sie eine kleine Weile der Wirkung der vorangegangenen Position nach.

Das „eingerollte" Blatt ist eine wirkungsvolle Übung, um das Nervensystem zu beruhigen. Bei Krampfadern sollte diese Position nicht eingenommen werden. Dann können Sie alternativ folgende Variante nehmen: Setzen Sie sich auf den Boden und stellen Sie die Beine auf. Umfangen Sie die Beine mit den Armen. Lassen Sie die Stirn auf die Knie sinken. Sie können auch einen oder beide Unterarme auf die Knie legen und Ihren Kopf darauf betten.

8. Übung

Genussvolles Dehnen des Körpers

Sie liegen in der Rückenlage auf einer warmen Unterlage und räkeln und dehnen genussvoll den ganzen Körper. Dazu legen Sie die Arme lang hinter dem Kopf auf dem Boden ab und dehnen sich über die Fingerspitzen nach oben und über die Fersen nach unten in den Raum hinein. Anschließend räkeln Sie sich und rollen auf dem Boden hin und her, damit der ganze Rücken massiert wird. Falls das Bedürfnis nach Gähnen oder Seufzen aufkommt – lassen Sie es einfach zu – fühlen Sie sich frei, die Bewegungen und das Loslassen dadurch zu unterstützen.

Abbildung dazu auf Seite 26/27

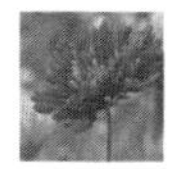

Die Übung können Sie so lange ausführen, bis Sie das Gefühl haben, Sie möchten jetzt nachspüren und zur Ruhe kommen. Wann immer Sie das Bedürfnis im Alltag verspüren, sich zu dehnen oder zu räkeln – ob zum Beispiel morgens im Bett nach dem Aufwachen als Start in den Tag, am Schreibtisch nach konzentrierter Arbeit oder als kleine Erfrischungspause zwischendurch – geben Sie dem Impuls nach, um Müdigkeit und Anspannung zu vertreiben!

9. Übung

Sanfte Massage der Bauchorgane – Apanasana

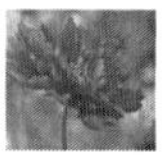

Abbildung dazu auf Seite 34/35

Diese Übung, die die Verdauung anregt, beginnt auf Ihrer weichen Unterlage wieder in der Rückenlage. Sie stellen beide Beine vor dem Körper auf und ziehen dann die Beine nacheinander an den Leib. Dann legen Sie die Hände so auf die Knie, dass die Fingerspitzen zu den Füßen zeigen. Ein paar Atemzüge lang beobachten Sie Ihre Atmung. Beginnen Sie anschließend, mit Ihrer Ausatmung beide Beine eng an den Bauch zu ziehen, ohne dass sich der untere Rücken vom Boden löst. Mit Ihrer Einatmung streben Sie mit den Knien vom Körper fort, so dass Ihre Arme lang werden und der Einatem ungehindert in den Unterbauch fließen kann. Die Beine bleiben dabei angebeugt. Fahren Sie auf diese Weise eine Weile fort, indem Sie ausatmend die Beine an den Leib ziehen und der Körper eng wird, einatmend die Knie vom Körper wegführen und Sie wieder die Weite spüren. Wenn Sie das Gefühl haben, Sie möchten die Übung beenden, so stellen Sie beide Füße vor dem Becken auf, legen beide Hände auf den Unterbauch und spüren einen Moment Ihrer Atmung nach, die Sie in den Bereich unterhalb des Bauchnabels fließen lassen in dem Bewusstsein, dass Sie Ihre Bauchorgane auf wohltuende und sanfte Weise massiert und aktiviert haben.

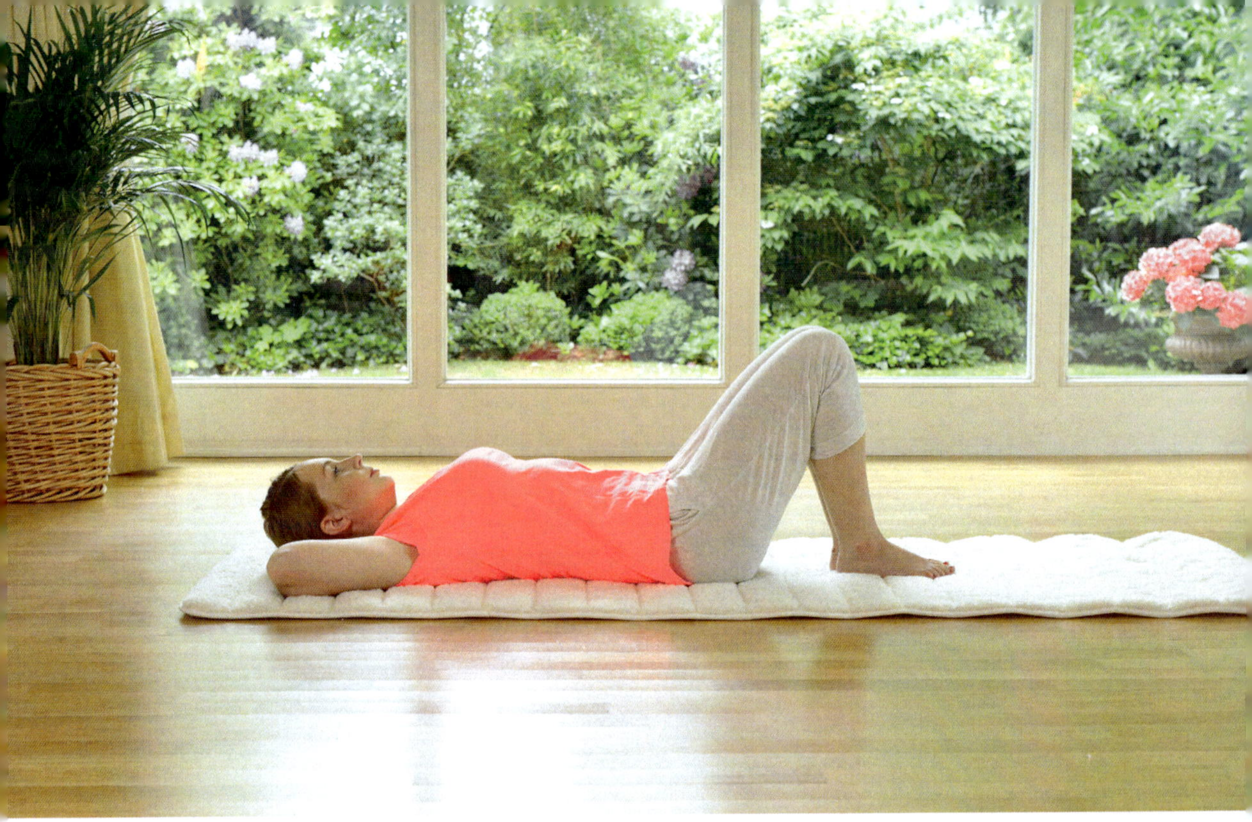
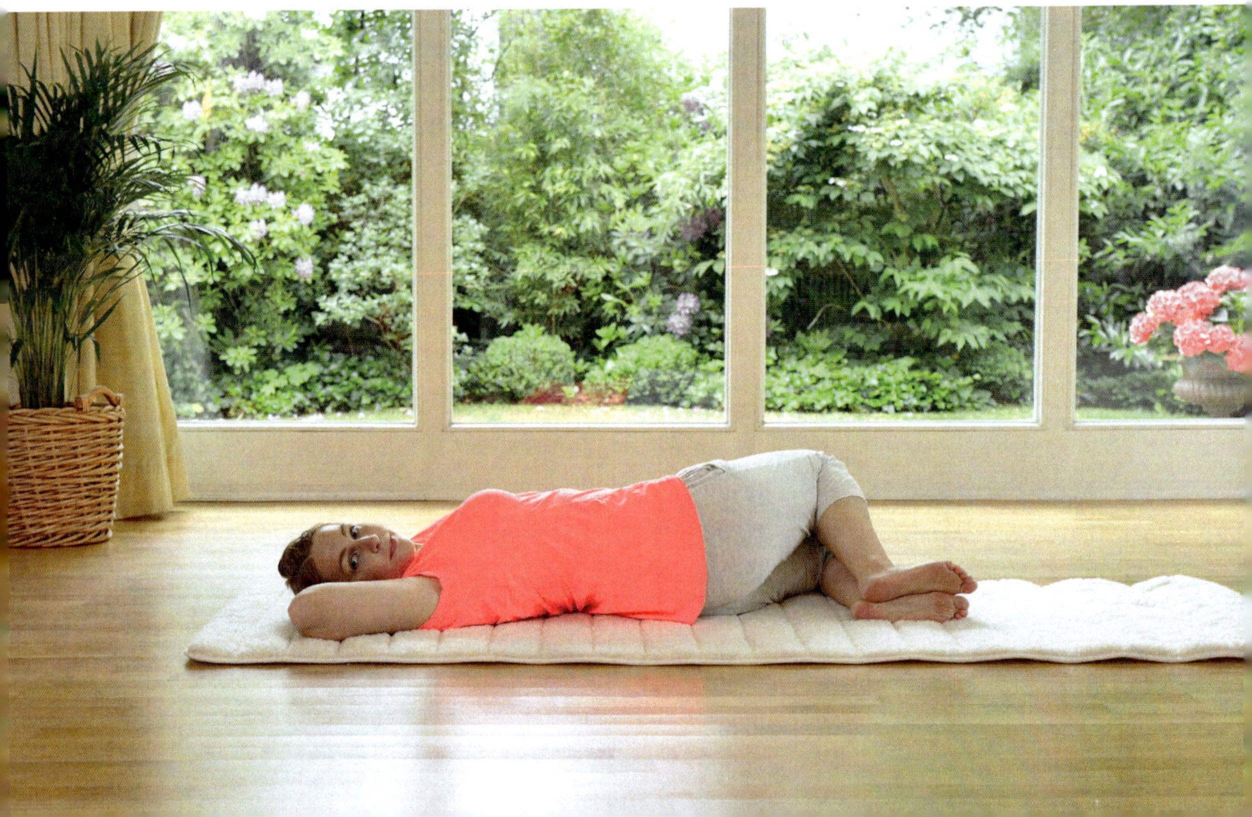

10. Übung

Das Krokodil

Sie liegen in der Rückenlage ausgestreckt auf Ihrer weichen Unterlage und stellen beide Beine geschlossen dicht vor dem Becken auf. Die Arme breiten Sie seitlich neben dem Körper aus oder legen Ihre Hände in den Nacken, wenn Ihnen diese Position angenehmer ist. Ein paar Atemzüge lang beobachten Sie Ihre Atmung, die ganz natürlich kommt und geht. Dann lassen Sie mit Ihrer nächsten Ausatmung langsam beide Beine nach links zum Boden hin sinken. Den Kopf drehen Sie langsam zur rechten Seite. Verweilen Sie ein paar Atemzüge lang in dieser Position und genießen Sie die Weite des Brustkorbes und die Vertiefung der Atmung. Dann drehen Sie einatmend beide Beine wieder zurück zur Mitte, ebenso den Kopf und legen anschließend ausatmend beide Beine zur anderen Seite ab, während Sie den Kopf diesmal nach links drehen. Auch hier verweilen Sie so lange wie es Ihnen gut tut. Achten Sie darauf, dass Ihre Schultern und der Nacken in einer angenehmen Position bleiben und atmen Sie natürlich weiter. Wiederholen Sie diesen Ablauf ein paar Mal. Anschließend lassen Sie die Beine aufgestellt vor Ihrem Becken, stellen die Füße etwas auseinander und lassen die Knie aneinandergelehnt, um in dieser Position nachzuspüren. Dann lassen Sie ein Bein nach dem anderen lang zum Boden hin ausgleiten.

Als Ausgleich können Sie beide Knie an den Bauch ziehen und mit großen kreisenden Bewegungen der Knie den unteren Rücken massieren. Kreisen Sie in die eine und in die andere Richtung. Das Krokodil regt die Flankenatmung an, dehnt die Brustmuskulatur und unterstützt die Verdauung.

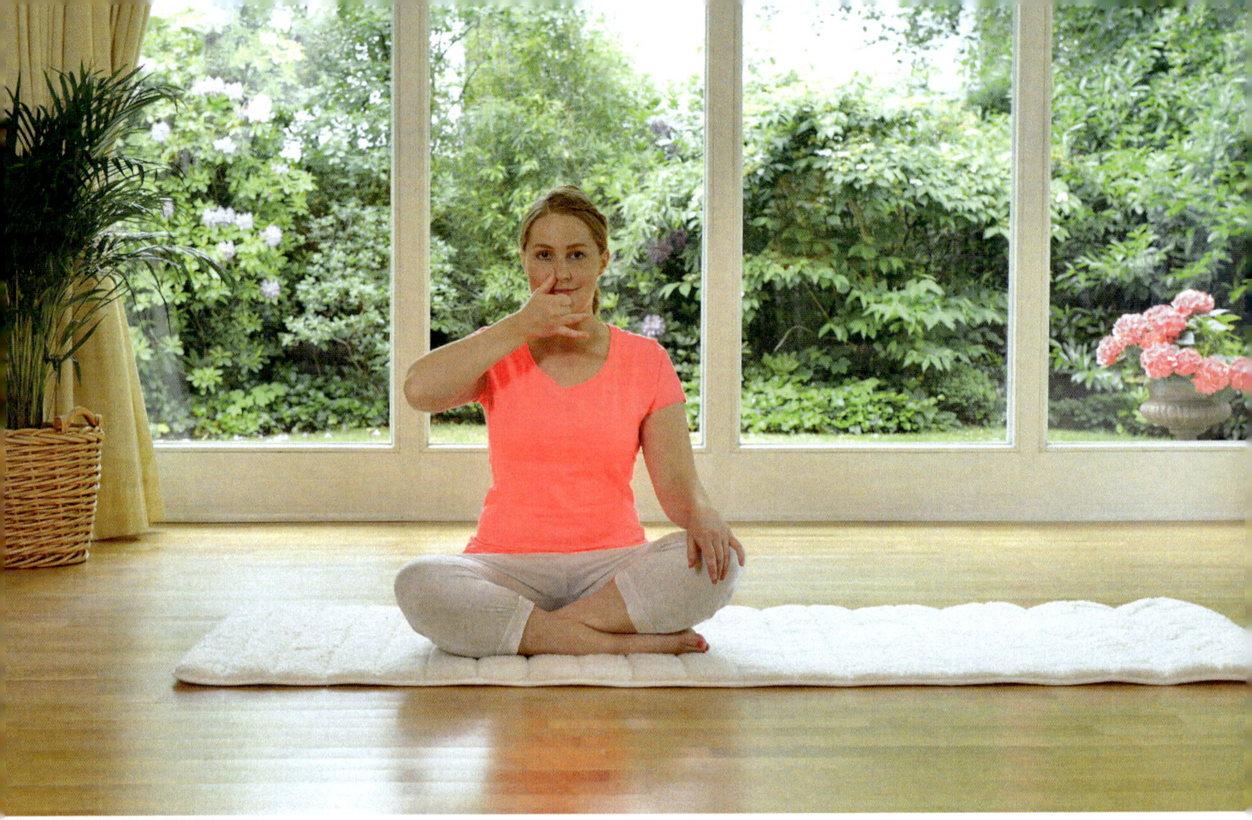

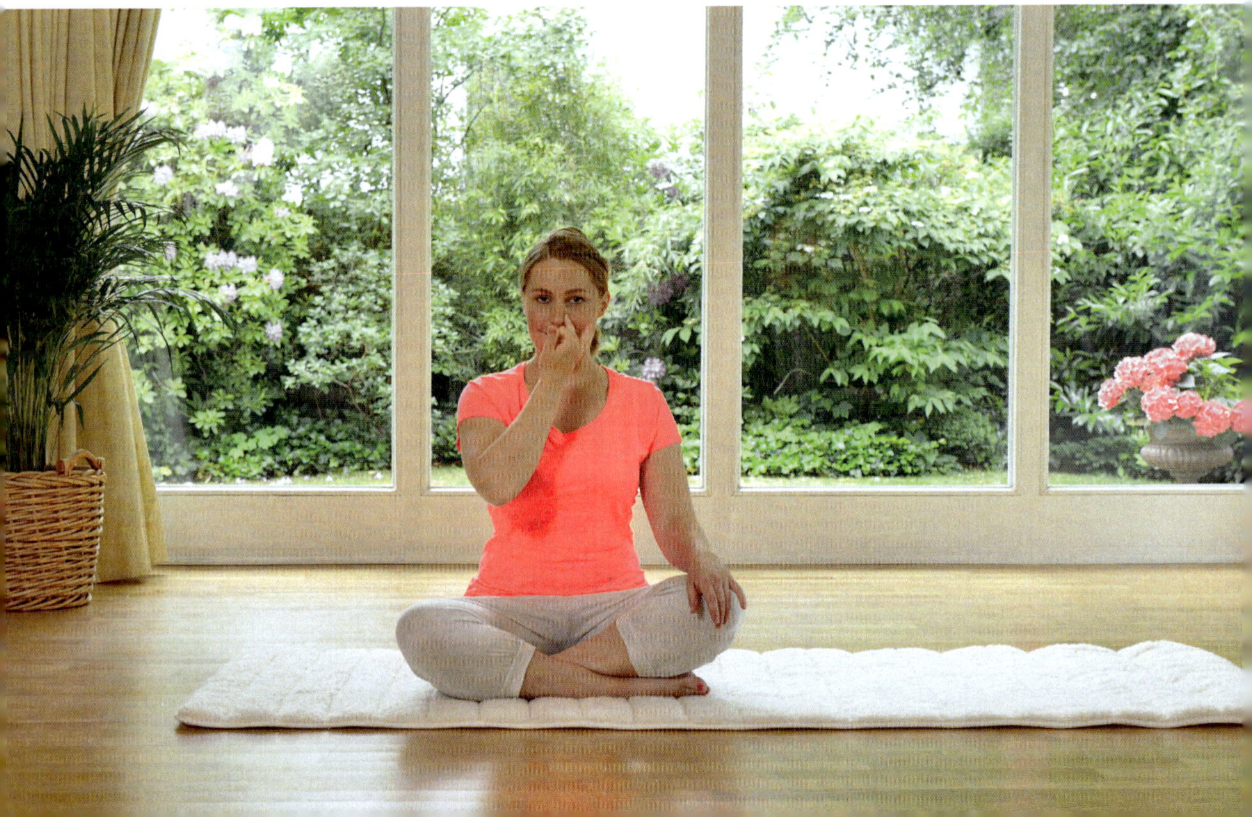

11. Übung

Die Wechselatmung – Nadi Shodana

Die Wechselatmung ist eine ausgleichende, harmonisierende Atemübung aus dem Yoga. Dabei werden abwechselnd mal das rechte und das linke Nasenloch verschlossen. Sie hilft uns, wenn wir uns müde und matt fühlen, uns wieder zu erfrischen und zu beleben, sie kann uns aber auch zu mehr Ruhe verhelfen, wenn wir uns nervös fühlen und überreizt sind. So kann sie zu jeder Tageszeit geübt werden und ermöglicht uns, unser inneres Gleichgewicht wieder herzustellen. Bei Erkrankungen, die mit einer Schwellung der Nasenschleimhaut einhergehen oder bei Empfindungen von Atemnot sollte die Wechselatmung nur im Geist ausgeführt werden, ohne die Nasenöffnungen mit dem Finger zu verschließen.

Setzen Sie sich in eine bequeme und aufrechte Sitzposition. Beugen Sie den Mittelfinger, den Ringfinger und den kleinen Finger zur Handfläche und strecken Sie den Zeigefinger und den Daumen aus. Mit dem Zeigefinger werden Sie für die Übung das linke Nasenloch verschließen, mit dem Daumen das rechte. Beobachten Sie ein paar Atemzüge lang den natürlichen Fluss Ihrer Atmung. Atmen Sie über beide Nasenlöcher ein. Schließen Sie mit dem Daumen das rechte Nasenloch. Atmen Sie langsam über links aus und wieder ein. Schließen Sie das linke Nasenloch mit dem Zeigefinger und atmen Sie langsam und ruhig über das rechte aus. Atmen Sie über das rechte Nasenloch wieder ein. Verweilen Sie einen kurzen Moment in der Atemfülle. Atmen Sie über links wieder aus. Fahren Sie eine Weile in Ihrem natürlichen

Rhythmus mit der Wechselatmung fort. Wenn Sie beginnen zu ermüden, beenden Sie die Übung. Dafür atmen Sie zum Abschluss über links ein und über beide Nasenlöcher aus. Bleiben Sie danach noch eine Weile in der entspannten Beobachtung Ihrer normalen Atmung. Eine Variante der Handhaltung ist das sogenannte „Vishnu Mudra“, bei der, wie auf dem Foto abgebildet, die Nasenlöcher mit dem Daumen und dem Ringfinger verschlossen werden.

12. Übung

Meditationsübung: Dem Atem folgen – den Atem zählen

Setzen Sie sich in eine aufrechte und bequeme Sitzposition, entweder auf Ihre Matte, eventuell mit Unterstützung eines Kissens, oder auf einen Stuhl. Schließen Sie die Augen. Mit Ihrer Aufmerksamkeit gehen Sie zu Ihrer Atmung. Sie nehmen Ihre Einatmung wahr, den Moment der Atemfülle, es folgt die Ausatmung, der Moment der Atemleere. Die Atmung geschieht von ganz allein, Sie brauchen nichts zu verändern oder zu forcieren. Nun begleiten Sie den Vorgang Ihrer natürlichen Atmung und zählen beim Einatmen im Geist eins und wenn Sie ausatmen im Geist wieder eins. Beim nächsten Einatmen zwei, beim Ausatmen zwei. Zählen Sie auf diese Weise bis zehn und beginnen Sie dann wieder von vorne *(nach der Lehre von Thich Nhat Hanh)*. Durch das Zählen in Verbindung mit der Atmung bekommt der Geist etwas zu tun, wird Ihre Achtsamkeit an die Atmung gebunden. Sollten die Gedanken abschweifen oder Sie den Faden verlieren, so beginnen Sie einfach wieder bei eins. Üben Sie etwa zehn Minuten.

Rezept für die dritte Woche

Leicht und frisch
Zucchini-Minze-Omelett

Zutaten

300 g Zucchini
2 Stängel Minze
100 g Ziegenfrischkäse
3 El Milch
4 Eier
Kräutersalz
Pfeffer aus der Mühle
1 El Olivenöl
10 g Butter

Für 2 Personen pro Portion
ca. 340 kcal / 21 g EW / 26 g F / 6 g KH

► Zucchini waschen, putzen und in ca. 1 cm große Würfel schneiden. Minze abbrausen und trocken tupfen. Einige kleine Blättchen beiseitelegen, den Rest fein hacken. Die Hälfte Ziegenfrischkäse mit Milch glatt rühren. Die Eier verquirlen. Die Frischkäsemischung und gehackte Minze unterschlagen. Mit Kräutersalz und Pfeffer würzen.

► Öl und Butter erhitzen. Zucchiniwürfel darin in 4-5 Min. knapp gar dünsten, salzen und pfeffern. Die Temperatur herunterschalten. Die Eiermischung darüber gießen und langsam stocken lassen. Übrigen Ziegenfrischkäse in Flöckchen draufgeben.

► Sobald das Omelett stockt, an der Oberfläche aber noch etwas feucht ist, auf die Hälfte zusammenklappen. Anrichten und mit übrigen Minzeblättchen dekorieren.

Die vierte Woche des Anti-Stress Programms

Sammlung – Wahrnehmung – Stille

Den gegenwärtigen Moment bewusst zu erleben und zu genießen, mehr und mehr zur Ruhe zu finden, dabei unterstützt die Meditationsübung des vietnamesischen buddhistischen Meisters Thich Nhat Hanh. Zuvor werden entspannende Haltungen für den Brustraum, die Schultern und den Nacken ausgeführt, in denen die Bauchatmung angeregt wird und der tiefe Atem erfahrbar wird.

Lichtkraft

Aus dem Himmel
eine Erde machen
aus der Erde
einen Himmel

wo jeder
aus seiner Lichtkraft
einen Stern ziehen kann

Rose Ausländer

Schließe die Augen
genieße die Stille in dir
du wirst geliebt
gib Raum der Liebe

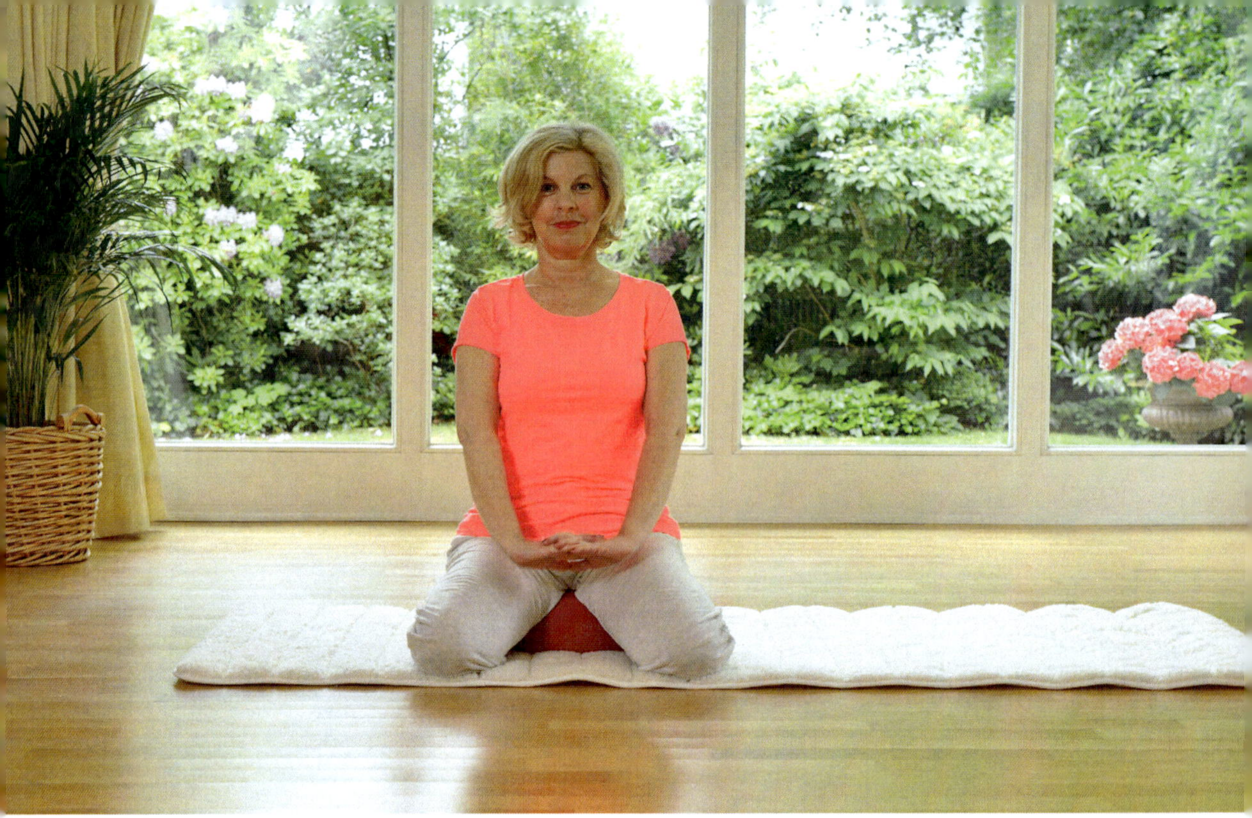

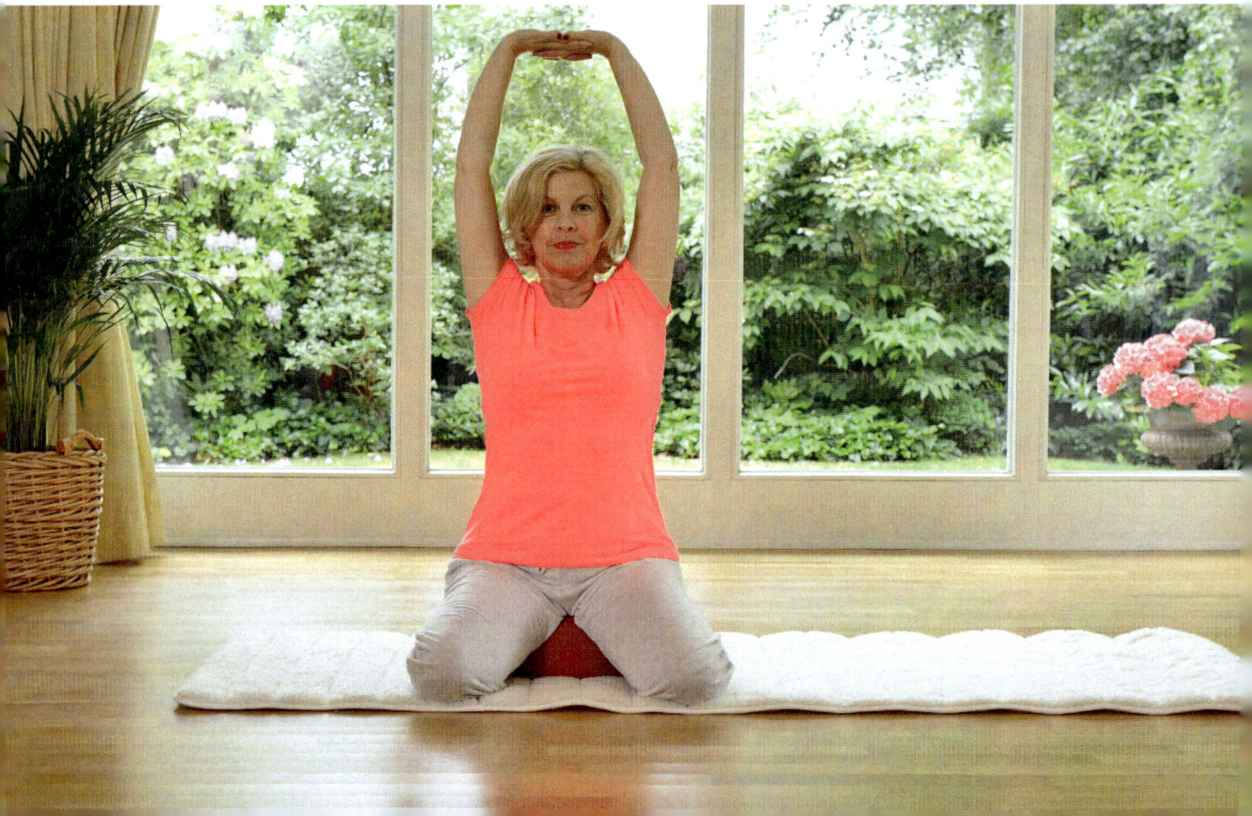

1. Übung

Weite im Brustraum erfahren

Setzen Sie sich in den Fersensitz oder eine andere aufrechte, bequeme Sitzposition.

Falten Sie die Hände vor Ihrem Körper und drehen Sie dann die Handflächen nach außen. Strecken Sie Ihre Arme und führen Sie sie lang über vorn nach oben. Atmen Sie während dieser Bewegung ein und bleiben Sie lang im Rücken. Senken Sie ausatmend die Arme wieder nach unten. Wiederholen Sie das Heben und Senken einige Male im Rhythmus Ihrer Atmung. Spüren Sie anschließend eine Weile nach, bevor sie zur nächsten Übung übergehen.

Diese Übung dehnt die Brustmuskulatur und kräftigt die den Rumpf aufrichtende Muskulatur.

2. Übung

Erholung für den Nacken

Kommen Sie in eine bequeme, aufrechte Sitzposition. Das kann auf einer Matte sein oder auch auf einem Stuhl. Nun lassen Sie ausatmend langsam Ihren Kopf nach vorn unten sinken und spüren in die Dehnung des Nackens hinein. Einatmend heben Sie langsam den Kopf und führen ihn behutsam in den Nacken. Dabei lassen Sie die Lippen leicht geöffnet. Diese Übung wiederholen Sie langsam und achtsam einige Male im Rhythmus Ihres Atems. Anschließend lassen Sie den Kopf in der Vorbeuge und bewegen ihn langsam leicht von rechts nach links, etwa bis zu Ihrer Schulter. Genießen Sie diese sanfte Dehnbewegung. In der Mitte kommt der Kopf wieder zur Ruhe, aus der Vorbeuge in der Mitte führen Sie ihn langsam wieder nach oben.

Abbildung dazu auf Seite 40/41

Diese Übung verbessert die Durchblutung des Nackens und mobilisiert die Halswirbelsäule. Sie dehnt die verkürzte Nackenmuskulatur.

3. Übung

Wohltuendes und Belebendes für den Rücken – Die Katze

Für diese Übung gehen Sie auf Ihrer Matte oder rutschfesten Unterlage in den Vierfüßlerstand. Dafür setzen Sie die Hände unterhalb der Schultern auf dem Boden auf und haben Ihre Knie hüftbreit voneinander aufgestellt. Dies ist die Ausgangsposition. Nun senken Sie langsam den Kopf und runden den oberen Rücken, so dass eine sanfte Dehnung entsteht. Sie fahren fort, Ihren Rücken zu runden, bis auch der untere Rücken, also auch der Bereich der Lendenwirbelsäule und des Steißbeins nach oben gedehnt wird und Sie auf diese Weise einen Katzenbuckel formen. Diese Bewegung können Sie mit Ihrer Ausatmung verbinden.

Abbildung dazu auf Seite 58/59

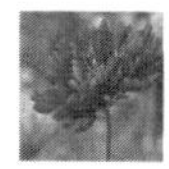

Anschließend heben Sie das Becken und lassen den Brustkorb in einem Bogen wieder nach unten sinken, den Kopf heben Sie dann achtsam an, so dass Sie wieder in der Ausgangsposition sind. Der Kopf wird dabei nicht in den Nacken gelegt, sondern der Nacken bleibt lang. Diese Bewegung können Sie mit Ihrer Einatmung unterstützen. Wiederholen Sie diese Bewegungen einige Male und lassen Sie daraus eine fließende, wellenartige Bewegung entstehen. Wenn es Ihnen keine Mühe macht, verbinden Sie die Bewegung mit Ihrem Ein- und Ausatemrhythmus. Anschließend entspannen Sie sich im „eingerollten Blatt". Hierbei Vorsicht bei bestehenden Krampfadern.

Bei dieser Übung wird die ganze Wirbelsäule gut durchgearbeitet und die Atmung vertieft.

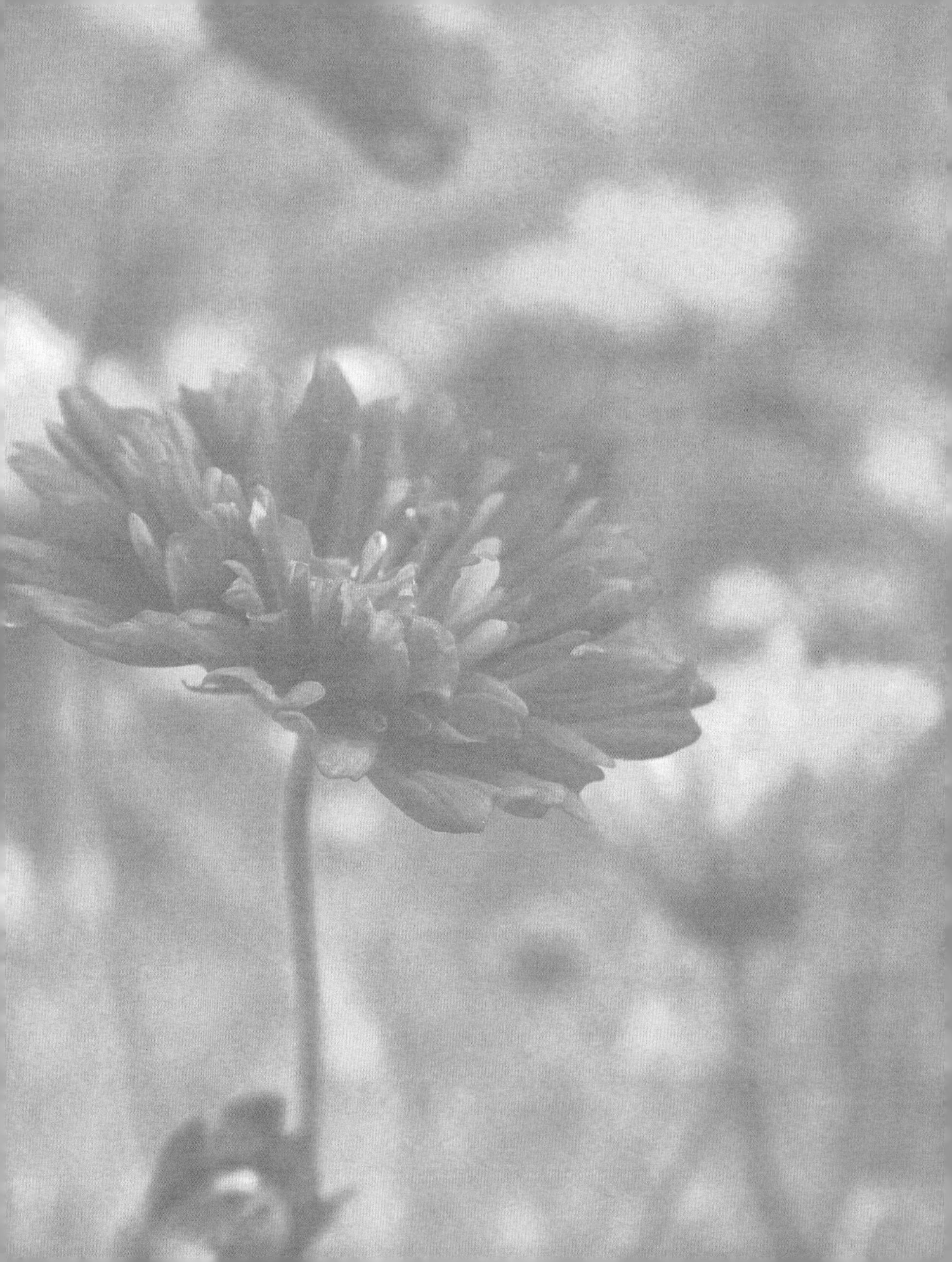

4. Übung

Die Katze streckt das Bein

Die Ausgangsposition ist der Vierfüßlerstand, bei dem Sie die Knie unter die Hüftgelenke stellen, so dass Ihre Beine leicht geöffnet sind und die Hände auf den Boden unter die Schultern stellen. Sie können die Ellenbogen leicht beugen, so dass Sie gelenkschonend üben.

Abbildung dazu auf Seite 84/85

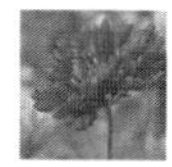

Ausatmend runden Sie Ihren Rücken, so dass Sie einen Katzenbuckel machen. Dieses Mal führen Sie dabei Ihr rechtes Bein zu Ihrer Stirn, so dass sich Stirn und Knie einander annähern. Einatmend führen Sie Ihr gestrecktes Bein weit nach hinten und heben Ihren Brustkorb wieder an. Achten Sie darauf, dass Sie Ihren Kopf nicht zu weit in den Nacken führen, der Nacken sollte lang bleiben. Auch sollte das gestreckte Bein im Becken nicht ausgedreht werden, auch wenn einem die Übung dadurch leichter erscheint. Diese Bewegung führen Sie im Rhythmus Ihrer Atmung einige Male aus. Einatmend das Bein nach hinten heben und dehnen, ausatmend den Rücken runden. Anschließend üben Sie den gleichen Ablauf mit dem anderen Bein.

Diese Übung dehnt und stärkt die Nacken- und Rumpfmuskulatur, Sie macht die Wirbelsäule beweglich und Ihre Atmung wird wie in der vorherigen Übung vertieft.

5. Übung

Eingerolltes Blatt – Yoga Mudra

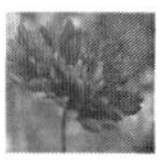

Abbildung dazu auf Seite 60/61

Aus der Vierfüßlerposition streben Sie mit dem Gesäß zu den Fersen und setzen sich in den Fersensitz. Dann beugen Sie den Rumpf mit geradem Rücken und gedehntem Nacken langsam nach vorn, bis die Stirn auf dem Boden ruht. Führen Sie die Arme mit nach oben gerichteten Handflächen nach hinten, um sie neben den Beinen abzulegen. Sie können auch Ihre Fäuste aufeinandersetzen und Ihren Kopf auf diesem kleinen Fäusteturm betten. Einige Atemzüge verweilen Sie in dieser Stellung und beobachten die Atmung. Um die Position wieder zu verlassen, setzen Sie die Hände neben die Knie, heben den Kopf und richten sich wieder auf.

Setzen Sie sich anschließend mit lang ausgestreckten Beinen auf den Boden und klopfen Sie die Beine sanft am Boden aus, um die Durchblutung anzuregen.

Das „eingerollte" Blatt ist eine wirkungsvolle Übung, um das Nervensystem zu beruhigen. Sie ist wie ein „Rückzug der Sinne" von der Außenwelt.

6. Übung

Entspannung in der Bauchlage – Der Delphin

Nun legen Sie sich auf Ihrer Matte in die Bauchlage. Die Beine sind leicht gegrätscht, die Fußspitzen können nach außen gedreht werden, so dass sich Ihre Leisten an den Boden schmiegen können. Ihre Stirn betten Sie auf Ihren Handrücken, die Sie übereinander gelegt haben. Sollte Ihnen diese Kopfhaltung unangenehm sein, so drehen Sie den Kopf zur Seite.

Abbildung dazu auf Seite 54/55

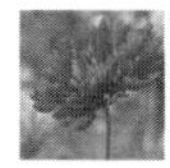

Bleiben Sie eine kleine Weile in dieser Haltung, atmen Sie ruhig und natürlich und beobachten Sie Ihre Atmung. Nehmen Sie wahr, wie die Einatmung Ihren Körper mit neuer Energie versorgt und wie sich Ihr Körper ausatmend mehr und mehr entspannt.

Diese Haltung beruhigt das Nervensystem, sie regeneriert Körper und Geist und entspannt die Bauchorgane.

7. Übung

Genussvolles Dehnen des Körpers

Sie beginnen mit der Übung in der Rückenlage auf einer warmen Unterlage, zum Beispiel einer Pilates-Matte oder einer Wolldecke. Um Müdigkeit zu vertreiben und Spannungen zu lösen, räkeln und dehnen Sie genussvoll den ganzen Körper. Dazu legen Sie die Arme lang hinter dem Kopf auf dem Boden ab und dehnen sich über die Fingerspitzen nach oben und über die Fersen nach unten in den Raum hinein. Anschließend räkeln Sie sich und rollen auf dem Boden hin und her, damit der ganze Rücken massiert wird. Falls das Bedürfnis nach Gähnen oder Seufzen aufkommt – lassen Sie es einfach zu – fühlen Sie sich frei, die Bewegungen und das Loslassen dadurch zu unterstützen.

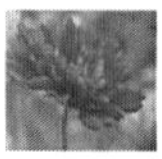

Abbildung dazu auf Seite 26/27

Die Übung können Sie so lange ausführen, bis Sie das Gefühl haben, Sie möchten jetzt nachspüren und zur Ruhe kommen. Wann immer Sie das Bedürfnis im Alltag verspüren, sich zu dehnen oder zu räkeln – ob z.B. morgens im Bett nach dem Aufwachen als Start in den Tag, am Schreibtisch nach konzentrierter Arbeit oder als kleine Erfrischungspause zwischendurch – geben Sie dem Impuls nach, um Müdigkeit und Anspannung zu vertreiben!

8. Übung

Die Schulterbrücke

Sie liegen in der Rückenlage auf Ihrer Matte, der Kopf ruht in der Mitte. Stellen Sie Ihre Beine angebeugt auf. Die Füße stehen parallel und hüftgelenkbreit vor Ihrem Becken. Legen Sie die Arme neben dem Körper ab. Nun lösen Sie langsam das Becken und den unteren Rücken von der Unterlage, um dann den Rücken immer weiter nach vorn und oben zu heben, bis Ihr Rumpf eine schiefe Ebene bildet. Das Gewicht lagert dadurch mehr auf dem Schultergürtel, die Füße schmiegen sich kraftvoll in den Boden. Sie sollten parallel bleiben, wie auch die Knie. In dieser Umkehrhaltung verweilen Sie einige Atemzüge lang in dem Bewusstsein, dass Ihre Atmung in den Unterbauch fließt und Ihre Bauchorgane wie auch Ihr Zwerchfell durch diese Position sanft massiert und angeregt werden. Spüren Sie die Kraft in Ihren Beinen. Um die Position wieder zu verlassen, legen Sie den Rücken Wirbel für Wirbel wieder ab. Dabei kann das Gefühl entstehen, Ihr Rücken würde wie eine Hängematte mehr und mehr „durchhängen". Spüren Sie in der Rückenlage nach. Durch das Üben dieser Umkehrhaltung wird Ihre Wirbelsäule beweglicher, Ihre Atmung vertieft und die Bauchatmung gefördert. Die Muskulatur des Beckenbodens und der Beine wird gekräftigt.

Abbildung dazu auf Seite 38/39

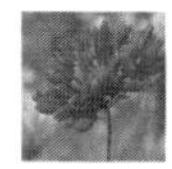

Üben Sie nicht bei Kopfschmerzen, bei Entzündungen im Kopfraum (Nebenhöhlen, Zähne) bei instabiler Halswirbelsäule und stark erhöhtem Blutdruck.

9. Übung

Sanfte Massage der Bauchorgane – Apanasana

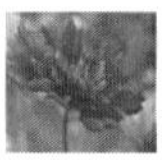
Abbildung dazu auf Seite 34/35

Diese verdauungsanregende Übung beginnt auf Ihrer weichen Unterlage wieder in der Rückenlage. Sie stellen beide Beine vor dem Körper auf und ziehen dann die Beine nacheinander an den Leib. Dann legen Sie die Hände so auf die Knie, dass die Fingerspitzen zu den Füßen zeigen. Ein paar Atemzüge lang beobachten Sie Ihre Atmung. Dann beginnen Sie mit Ihrer Ausatmung beide Beine eng an den Bauch zu ziehen, ohne dass sich der untere Rücken vom Boden löst. Mit Ihrer Einatmung streben Sie mit den Knien vom Körper fort, so dass Ihre Arme lang werden und der Einatem ungehindert in den Unterbauch fließen kann. Fahren Sie auf diese Weise eine Weile fort, indem Sie ausatmend die Beine an den Leib ziehen und der Körper eng wird, einatmend die Knie vom Körper wegführen und Sie wieder die Weite spüren. Wenn Sie das Gefühl haben, Sie möchten die Übung beenden, so stellen Sie beide Füße vor dem Becken auf, legen beide Hände auf den Unterbauch und spüren Sie einen Moment Ihrer Atmung nach, die in den Bereich unterhalb des Bauchnabels fließt, in dem Bewusstsein, dass Sie Ihre Bauchorgane auf wohltuende und sanfte Weise massiert haben. Anschließend lassen Sie die Beine nach unten ausgleiten.

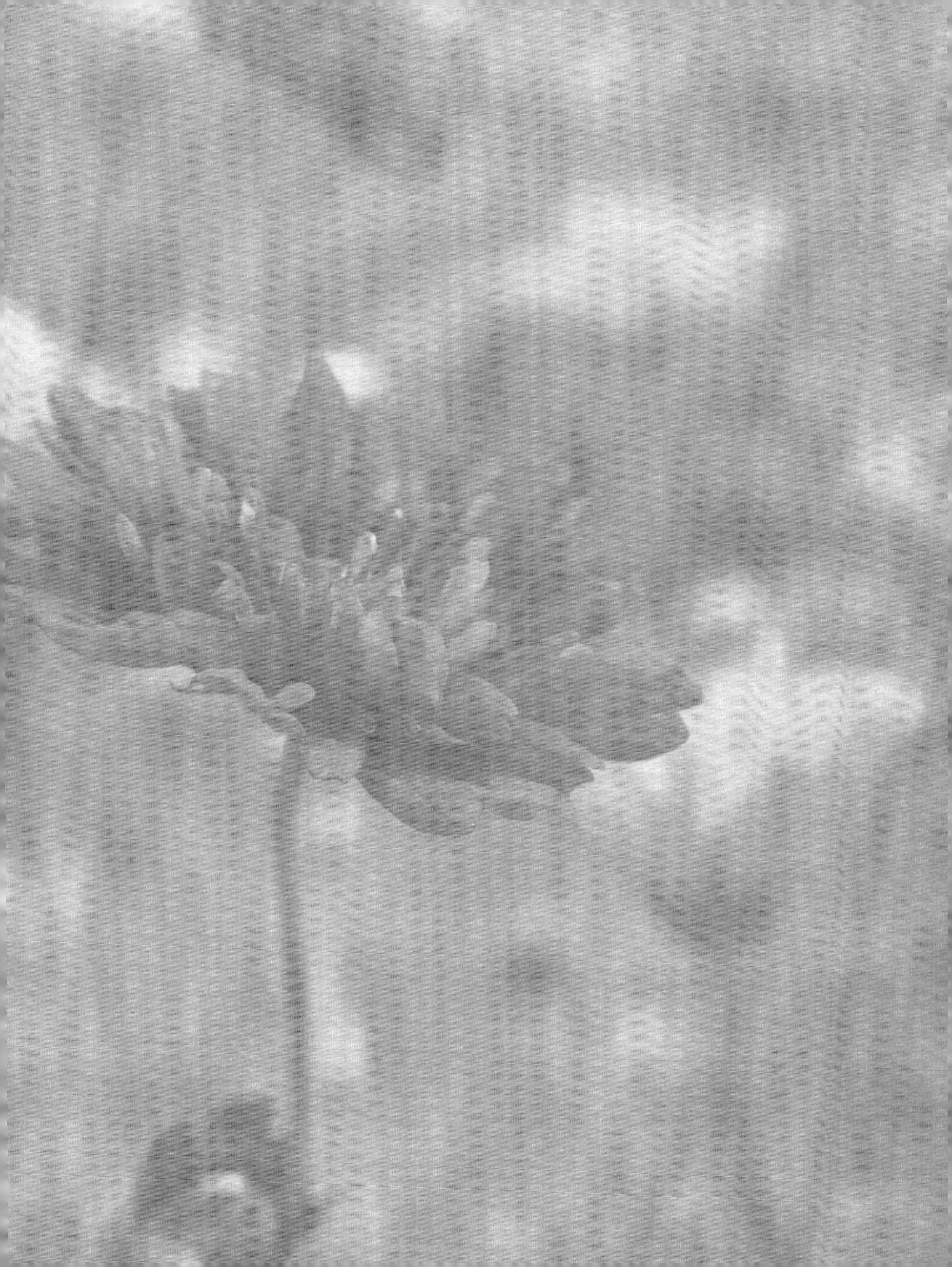

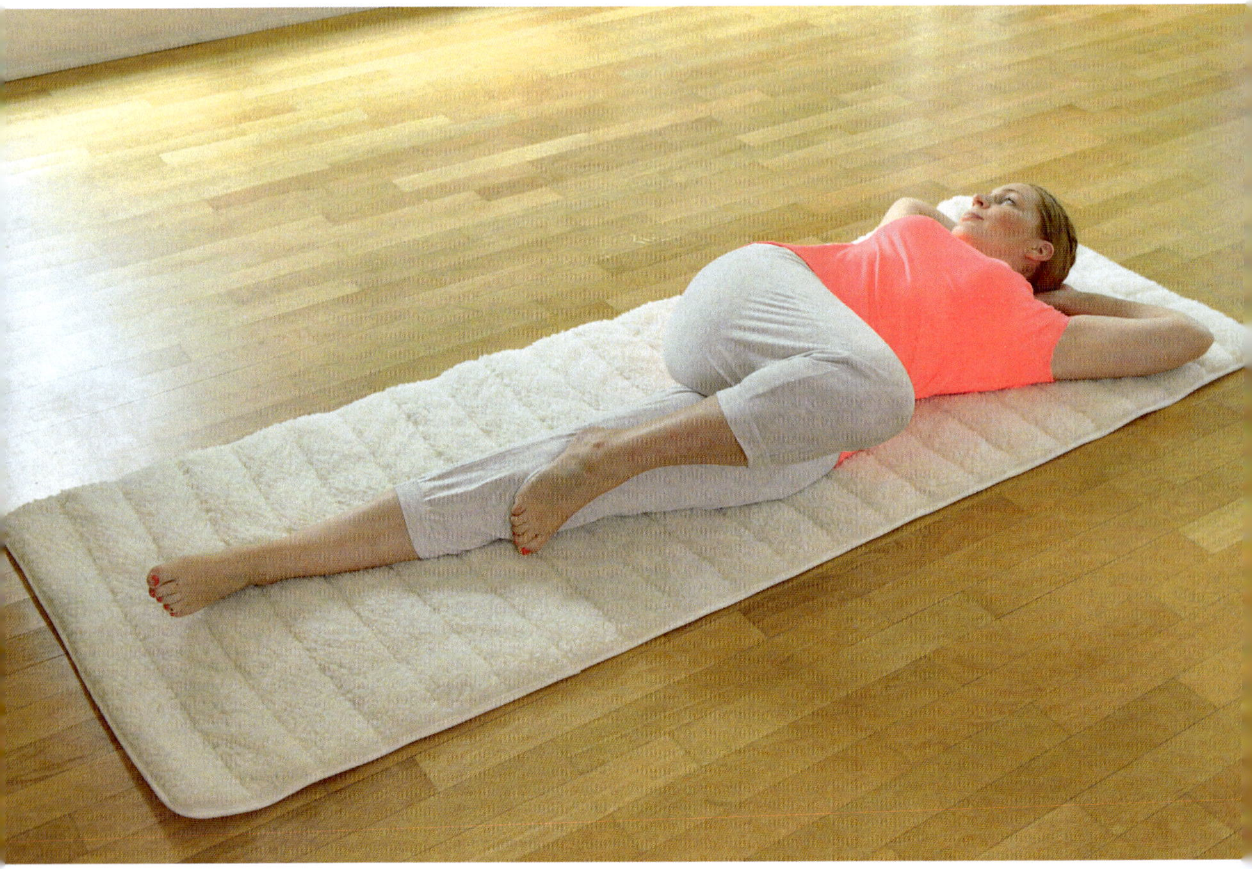

10. Übung

Das Krokodil über das gestreckte Bein

Sie liegen auf Ihrer Matte auf dem Rücken und breiten beide Arme seitlich in Schulterhöhe aus. Achten Sie darauf, dass sich Ihre Schultern in einer angenehmen Position befinden. Alternativ können Sie Ihre Hände in den Nacken legen. Stellen Sie dann den rechten Fuß auf die Außenseite Ihres linken Knies oder den linken Oberschenkel, heben Ihr Becken etwas an, drehen es leicht nach links und legen es in dieser Position ab. Das linke Bein bleibt dabei lang ausgestreckt.

Führen Sie langsam das angewinkelte rechte Bein zur linken Seite, also über das gestreckte linke Bein. Drehen Sie sich nur so weit, wie es Ihrem Rücken gut tut, die Schultern sollen in dieser Drehung am Boden bleiben. Den Kopf drehen Sie leicht nach rechts. Gehen Sie mit Ihrer Aufmerksamkeit zu Ihrer Atmung und unterstützen Sie die Position mit der Vorstellung, dass Ihr Körper mit jeder Ausatmung leichter in dieser Drehposition liegt. Bleiben Sie so lange in dieser Position, wie es für Sie angenehm ist, anschließend führen Sie das rechte Bein langsam wieder zur Mitte zurück. Zum Nachspüren stellen Sie beide Beine vor dem Körper auf. Beobachten Sie, wie Sie Ihren Atem nun wahrnehmen, wie Ihr Schultergürtel aufliegt und wie Sie sich im unteren Rücken erfahren. Dann lassen Sie beide Beine wieder ausgleiten, um in die Ausgangsposition zu gelangen.

Anschließend üben Sie auch über die andere Seite. Auch hier verweilen Sie so lange, wie es Ihnen gut tut und achten auch hier darauf, dass der Nacken entspannt bleibt wie auch Ihre Schultern. Nachdem Sie sich wieder zurückgedreht haben und eine kleine Weile mit lang ausgestreckten Beinen in der Rückenlage lagen, ziehen Sie beide Knie an den Bauch und massieren den unteren Rücken mit großen kreisenden Bewegungen der Knie. Spüren Sie dann in der Rückenlage nach.

Das Krokodil regt die Flankenatmung an, dehnt die Brustmuskulatur und unterstützt die Verdauung.

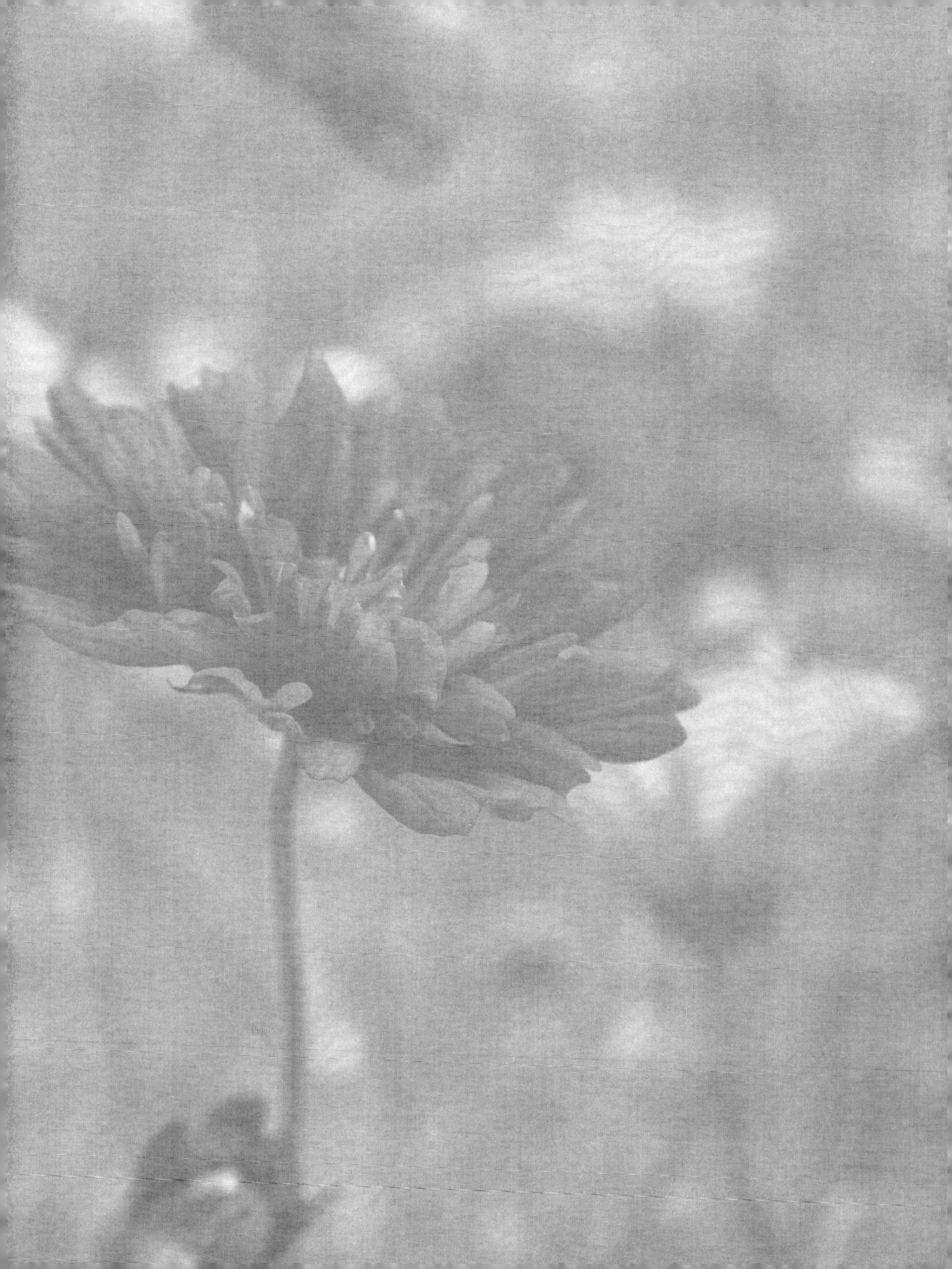

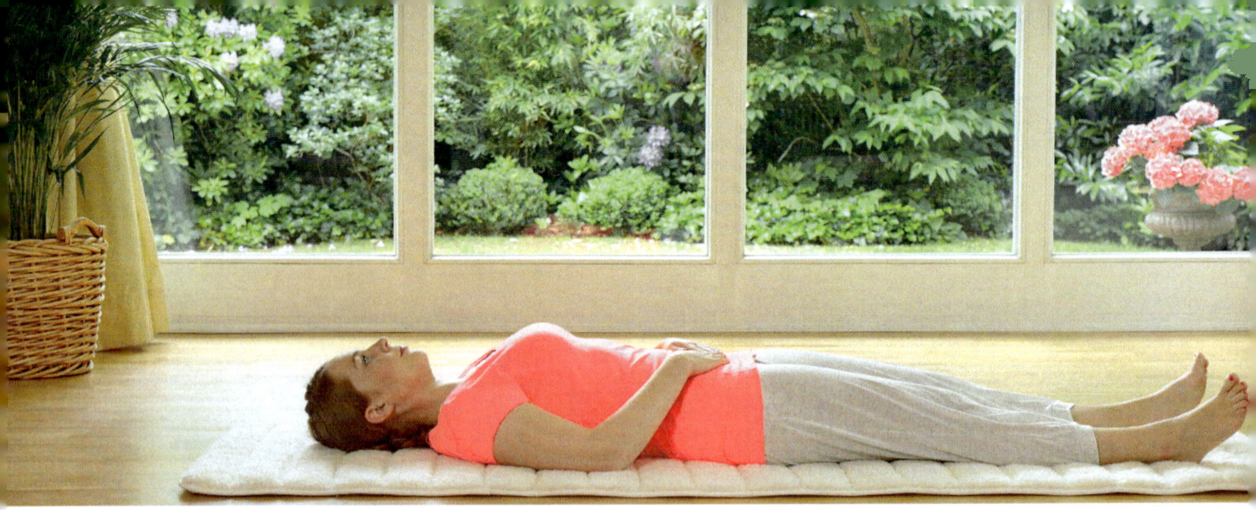
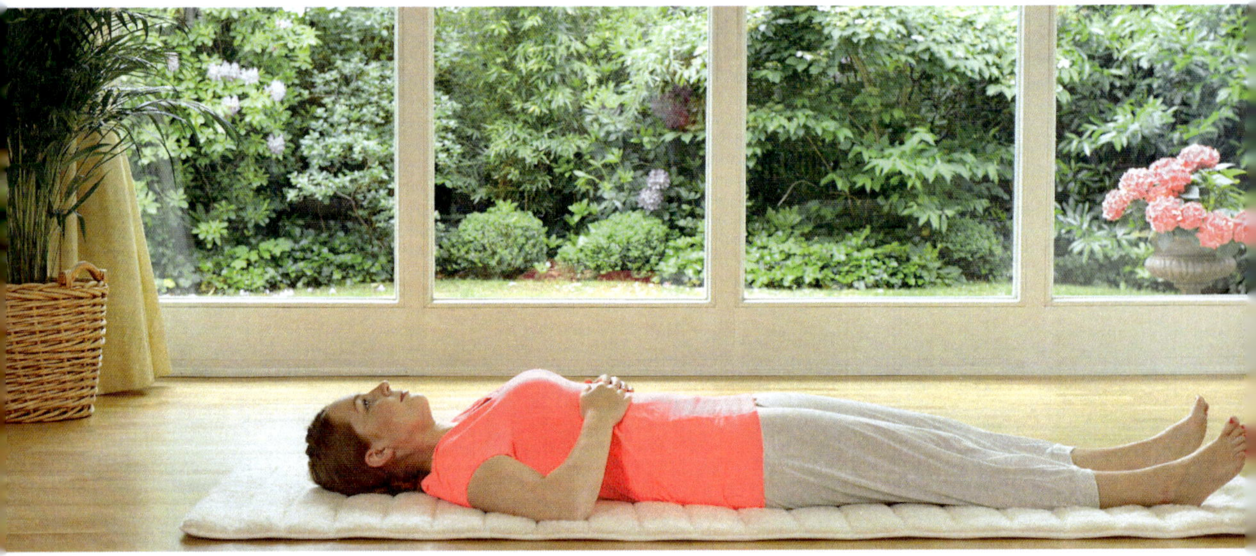
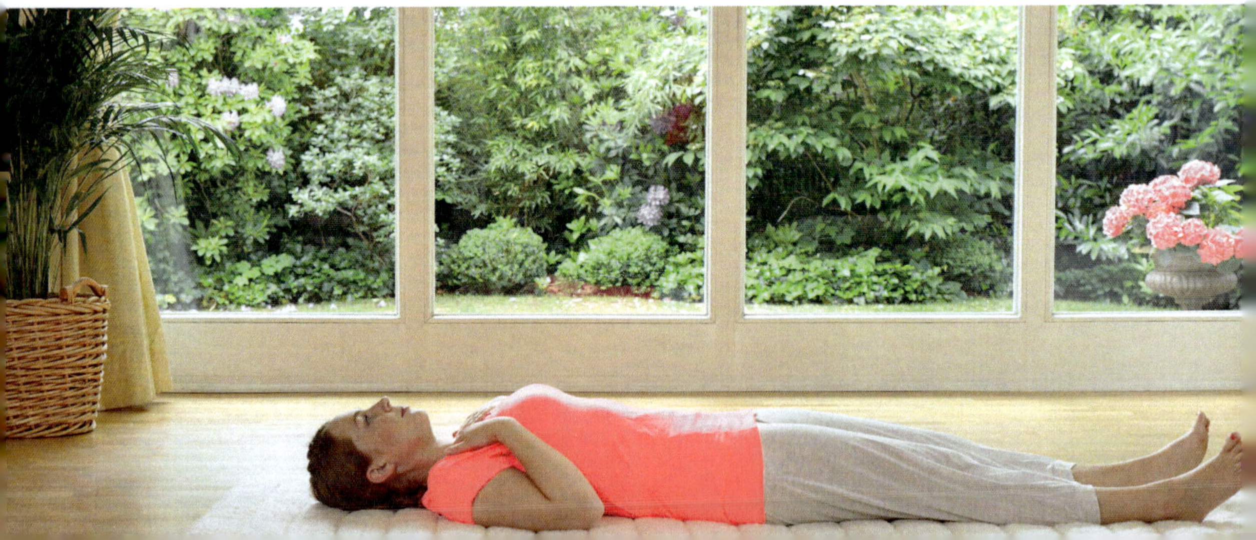

11. Übung

Teilatmung – Vollatmung

Sie liegen auf einer warmen, bequemen Unterlage in der Rückenlage. Sie können die Beine angebeugt aufstellen oder lang lassen. Legen Sie beide Hände auf den Unterbauch, etwa eine Handbreit unterhalb des Bauchnabels. Gehen Sie mit Ihrer Aufmerksamkeit zu Ihrer Atmung und lassen Sie den Atem zu Ihren Händen strömen, so dass Sie nachspüren können, wie Ihre Hände sanft von der Bauchdecke angehoben werden, während sie einatmen und wie die Bauchdecke ausatmend wieder in Richtung Wirbelsäule sinkt. Atmen Sie in Ihrem natürlichen Rhythmus eine kleine Weile auf diese Weise in den Unterbauch. Immer durch die Nase ein und aus.

Dann lösen Sie die Hände und legen sie auf den Rippenbogen. Spüren Sie auch in dieser Position zu Ihren Händen und beobachten Sie, wie Ihre Rippen mit jeder Einatmung nach oben und außen gedehnt werden und mit jeder Ausatmung wieder zurücksinken. Verweilen Sie auch hier eine kleine Weile.

Dann legen Sie Ihre Handinnenflächen und die Fingerspitzen auf das Schlüsselbein. Versuchen Sie, mit den Handflächen die Atembewegung zu erspüren, die Sie vielleicht nur ganz sanft wahrnehmen. Die Schultern bleiben dabei ganz entspannt. Im Anschluss an das Atmen in diese drei Teilbereiche Ihres Körpers üben Sie die sogenannte Vollatmung. Sie folgen dabei mit Ihrer Aufmerksamkeit der Wellenbewegung der Ein- und Ausatmung. Sie beginnen mit einer Ausatmung. Einatmend lassen Sie den Atem in den Unterbauch fließen, so dass sich Ihre

Bauchdecke ein wenig wölbt, dann spüren Sie, wie sich der Brustkorb sanft hebt und die Rippen nach oben und außen gedehnt werden und dann geht die Wellenbewegung weiter bis zu den Lungenspitzen in Höhe Ihres Schlüsselbeins. Ausatmend zieht sich die Bauchwand zurück, die Rippen und der Brustkorb sinken. Wiederholen Sie diese vollständige Atmung noch zwei Mal. Erscheint Ihnen diese Atmung zu anstrengend oder ermüdend, dann pausieren Sie zwischendurch und atmen Sie in Ihrem natürlichen Rhythmus, bevor Sie die Übung wiederholen. Diese Atemübung versorgt die Organe mit Sauerstoff, regt die Verdauung an und schenkt Ihnen Ruhe.

12. Übung

Meditationsübung:
Ein – Aus – Ruhig – Tief
Gegenwärtiger Moment –
Wunderbarer Moment

Im aufrechten, bequemen Sitz schließen Sie die Augen. Sie gehen mit Ihrer Aufmerksamkeit zu Ihrer Atmung und beobachten Sie eine kleine Weile. Sie nehmen den Moment der Einatmung wahr, den folgenden Moment der Atemfülle, die Ausatmung und den folgenden Moment der Atemleere. Für die Meditationsübung *(in Anlehnung an die Lehre von Thich Nhat Hanh)* sagen Sie sich im Geiste mit der folgenden Einatmung „Ein", mit der Ausatmung „Aus". Mit der nächsten Einatmung „Ruhig", mit der nächsten Ausatmung „Tief", mit der nächsten Einatmung „Gegenwärtiger Moment", mit der folgenden Ausatmung „Wunderbarer Moment". Dann beginnen Sie wieder von vorn. Üben Sie zirka zehn Minuten. Sollten Sie vergessen haben, bei welchem Wort Sie gerade waren, beginnen sie einfach von vorn. Anschließend beobachten Sie noch eine kleine Weile Ihre Atmung und öffnen dann langsam die Augen. Wenn Sie das Bedürfnis verspüren, noch in der Rückenlage auszuruhen, tun Sie dies, eventuell mit entspannender Musik.

Das Rezept für die vierte Woche

Warme Kokosäpfel

Zutaten

400 g Äpfel
10 g Butter
1 EL brauner Zucker
100 ml Kokosmilch (aus der Dose)
1 Stängel Minze
1 EL grüne, geschälte Pistazien (nicht gesalzen)
1 EL Limettensaft
1 EL Ahornsirup
1/2 bis 1 TL Zimtpulver

Für 2 Personen pro Portion ca.
230 kcal / 2 g EW / 8 g F / 40 g KH

► Die Äpfel schälen, vierteln, entkernen und würfeln. Die Butter erhitzen, bis sie schäumt. Die Äpfel zugeben und ca. 2 Min. anbraten. Mit dem Zucker bestreuen und unter Rühren 1-2 Min. weiter braten, bis der Zucker leicht karamellisiert. Mit der Kokosmilch ablöschen und 3-4 Min. köcheln lassen, bis die Äpfel weich sind.

► Inzwischen die Minze abbrausen und trocken tupfen, die Blättchen in feine Streifen schneiden. Die Pistazien grob hacken.

► Die Äpfel mit Limettensaft, Ahornsirup und Zimtpulver würzen. Mit Minze und Pistazien bestreuen und sofort servieren.

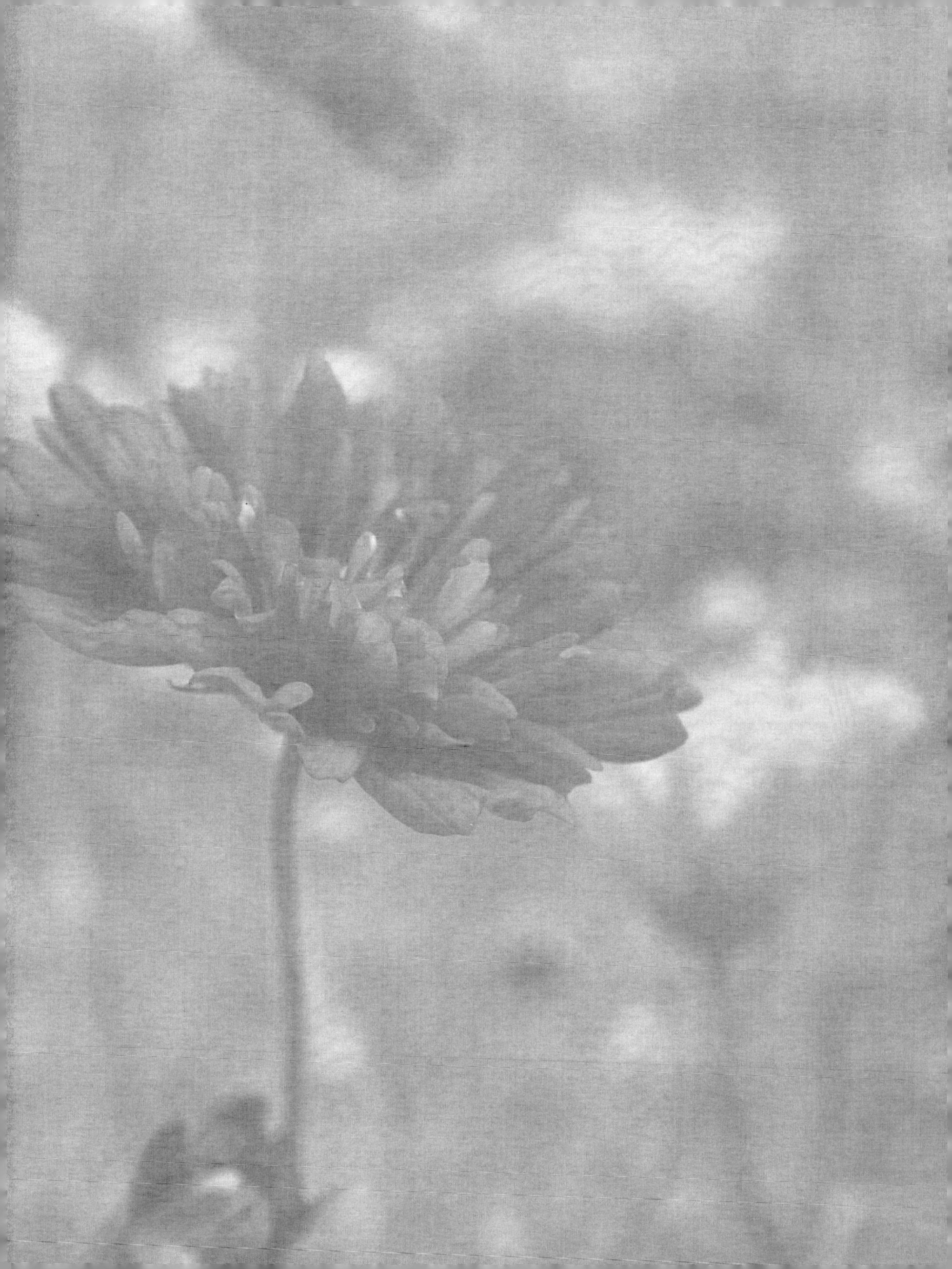

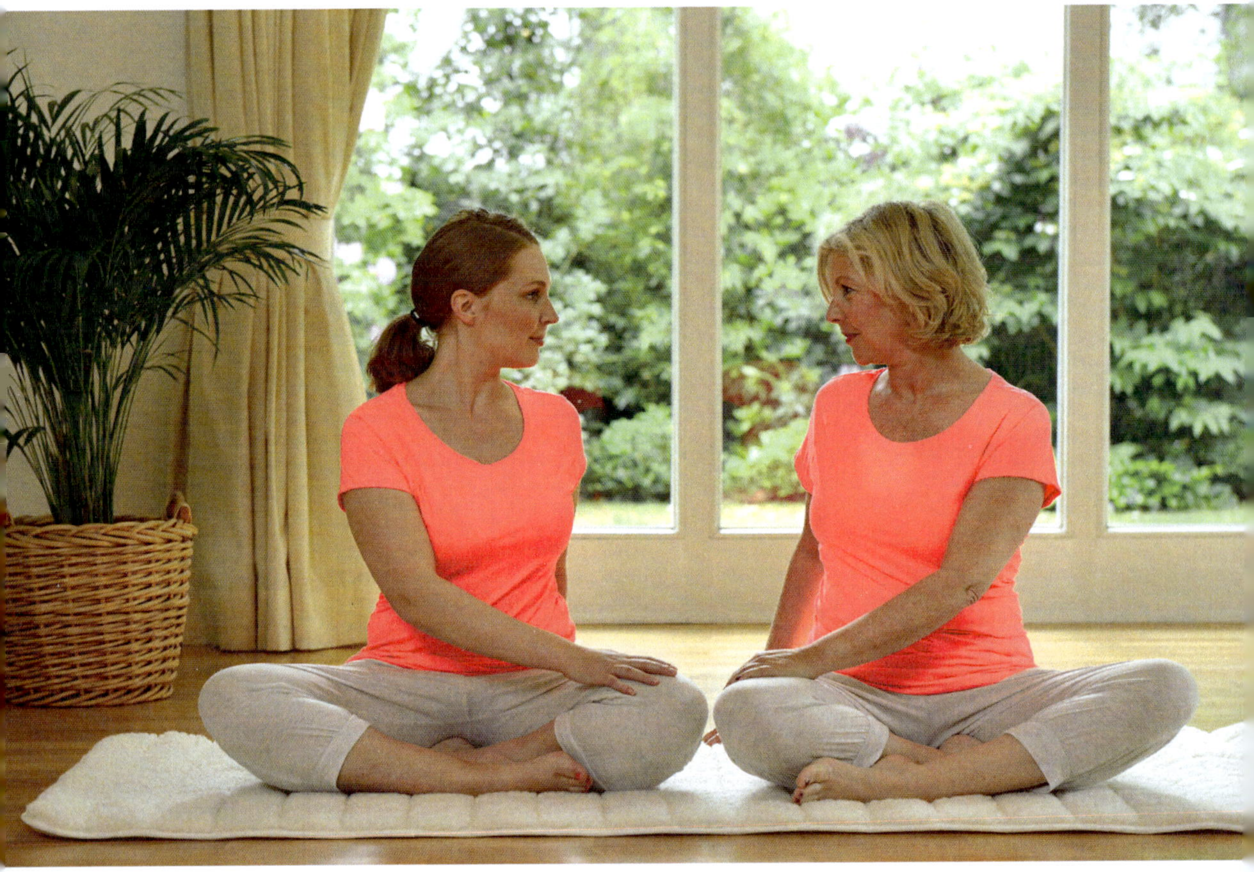

Petit Bonheur – das kleine Glück im Alltag

Besonders in Zeiten der Überforderung und Anspannung werden wir dünnhäutiger und neigen dazu, manche Situationen negativer zu deuten oder zu bewerten, als sie tatsächlich sind. Mit den folgenden Übungen richten wir unseren Blick wieder mehr auf die schönen Seiten im Leben, um daraus mehr Freude in die Gegenwart zu bringen. Wir können uns in Gedanken mit „Wohlfühlorten" verbinden oder uns an liebevolle Begegnungen und Menschen erinnern, so dass wir die damit verbundenen Erinnerungen und Gefühle wiederbeleben und sie eine Möglichkeit zur Regeneration und Entspannung für uns werden. Besonders erholsam ist es natürlich, wenn wir diese „Orte der Geborgenheit" *(vgl. Reddemann 2014: 9)* real aufsuchen können oder uns tatsächlich mit den Personen treffen, die uns vertraut sind und in deren Gegenwart wir uns besonders angenommen fühlen und uns entspannen können. Da das jedoch nicht immer möglich ist, nutzen wir unsere Fähigkeit, uns in Gedanken zu diesen Wohlfühlorten zu begeben, wann immer wir wollen.

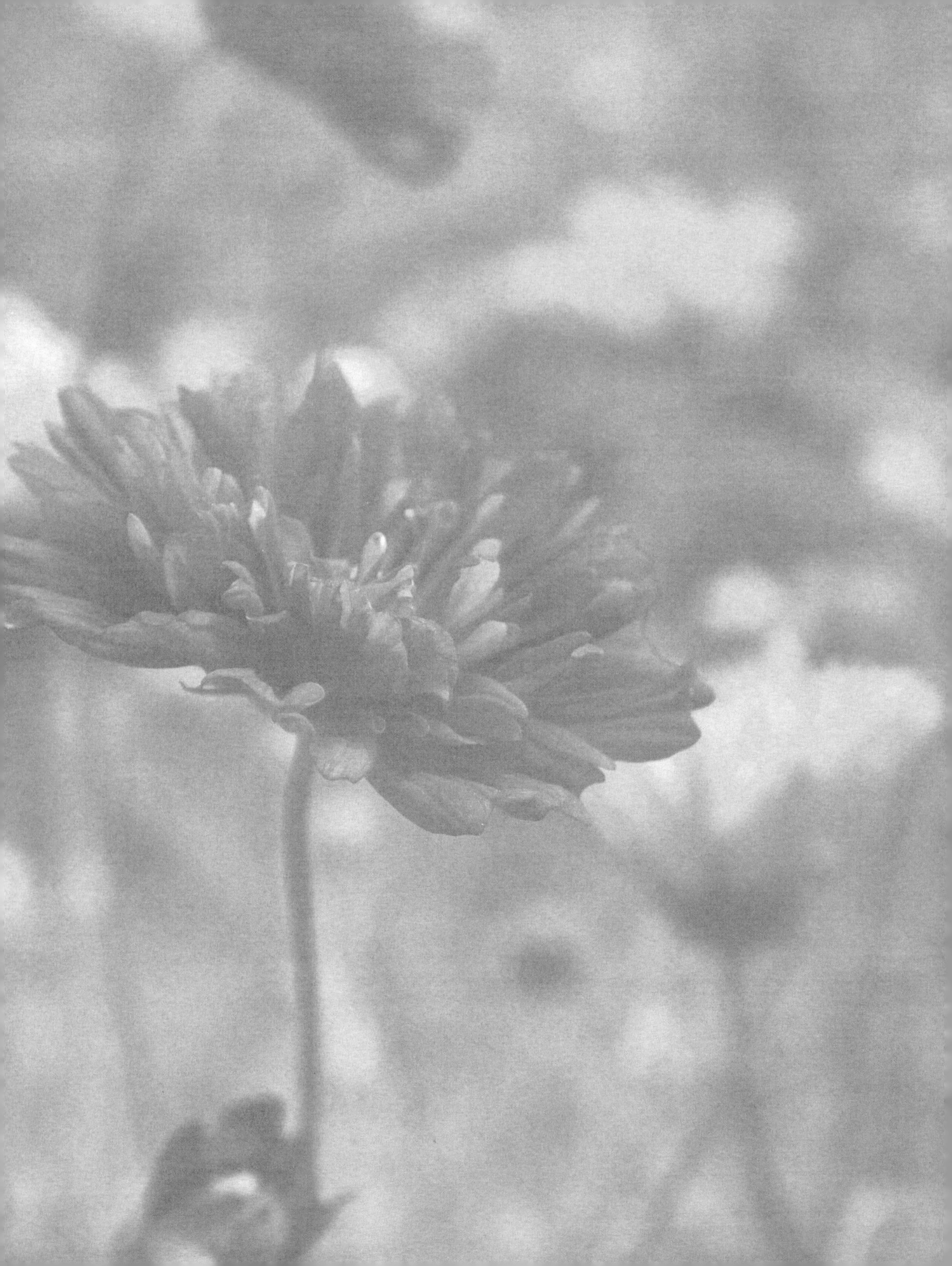

Wenn Sie auf den Geschmack gekommen sind: Meditationen für jeden Tag

Meditationsübung: Ein wohltuender, heilender Ort

Eine Reise, für die Sie keine Koffer packen müssen und dennoch Kraft schöpfen können in stressigen Zeiten, ist folgende Übung: Sie machen sich auf den Weg, zu einem erholsamen Ort! Dieser Kurzurlaub ist (fast) jederzeit möglich …

Setzen Sie sich auf einen bequemen Stuhl oder auf Ihren Lieblingssessel. Lassen Sie sich die Anleitung von einer vertrauten Person vorlesen oder lesen Sie die Anleitung einmal ganz durch, um sich anschließend Absatz für Absatz auf die geführten Bilder einzulassen. Sie können zwischendurch immer einmal die Augen schließen, um die inneren Bilder entstehen zu lassen. Wählen Sie aus Ihrer Erinnerung einen ganz bestimmten Ort aus, von dem Sie mit Recht sagen können, dass Sie sich dort sehr wohl gefühlt haben und er Ihnen gut getan hat. Ein Ort, der für Sie Entspannung, Geborgenheit und Erholung bedeutet. Es kann sich um eine Landschaft, eine Ortschaft, einen Platz, ein Haus oder auch ein Zimmer handeln.

Nun beginnen Sie mit der eigentlichen Übung:

Vergegenwärtigen Sie sich den Ort nicht nur bildlich in Gedanken, sondern stellen Sie ihn sich möglichst auch mit Ihren „inneren“ Sinnen vor:

Wie hat der Ort ausgesehen, von welchen Geräuschen, Klängen, Gerüchen, Düften, Farben, war er erfüllt, welche Atmosphäre hat ihn geprägt?

Lag es am Ort selber oder an einem Ereignis, das sich dort abgespielt hat, dass er für Sie zu einem speziellen Ort wurde?

Lassen Sie den Ort in Ihrem Inneren, dank Ihrer inneren Sinne, wieder lebendig werden. Versuchen Sie, sich mit der Lebensenergie und Atmosphäre, die für Sie mit diesem Ort verbunden war, wieder zu verbinden, wieder in Ihrem Inneren entstehen zu lassen.

Versuchen Sie wahrzunehmen, ob es einen bestimmten körperlichen Bereich gibt, in dem diese Lebensenergie gespeichert ist.

Lassen Sie die Lebensenergie sich von diesem Bereich aus, wie eine heilende Kraft, im ganzen Körper ausbreiten. Verweilen Sie eine kleine Weile während der Übung in dieser Lebensenergie und genießen Sie diese.

Beenden Sie die Übung, in dem Sie sich selber die Aufforderung geben, dass die Bilder sich zurückziehen, atmen Sie dann tief durch, öffnen Sie die Augen und räkeln Sie sich wohlig.

Meditationsübung:
Eine heilende, wohltuende Begegnung

Suchen Sie sich einen ruhigen Ort, an dem Sie eine Weile ungestört sind. Setzen Sie sich auf einen bequemen Stuhl oder Ihren Lieblingssessel und lesen Sie zuvor einmal die Anleitung durch, bevor Sie die Übung anschließend Schritt für Schritt durchführen.

Wählen Sie aus Ihren Erinnerungen die Begegnung mit einem bestimmten Menschen aus, von dem Sie mit Recht sagen können, dass Sie Ihnen gut getan hat und Sie von dieser Begegnung „gelebt" haben.

Es kann sich dabei um eine einmalige Begegnung, aber auch um eine längere Beziehung handeln. Die Erfahrung kann in Ihrer Lebensgeschichte schon lange zurückliegen, sie kann aber auch aktuell sein.

Vergegenwärtigen Sie sich die konkreten Gegebenheiten der Begegnung möglichst sinnenhaft:

Wo hat sie stattgefunden, von welchen Geräuschen, Klängen, Gerüchen, Düften war sie begleitet? Welche Atmosphäre hat sie geprägt? Was hat sich konkret ereignet, dass diese Person und diese Begegnung für Sie zu etwas Speziellem wurde.

Lassen Sie nun diese Begegnung in Ihrem Inneren wieder lebendig werden. Vielleicht sehen Sie den Bezug zwischen dieser Person und sich wie Lichtstrahlen, die eine Verbindung herstellen. Vergegenwärtigen Sie sich die Lebensenergie, die für Sie mit dieser Begegnung verbunden ist.

Versuchen Sie wahrzunehmen, ob es einen bestimmten körperlichen Bereich gibt, in dem diese Lebensenergie gespeichert ist oder in dem sie sich jetzt aufhalten möchte.

Lassen Sie diese Lebensenergie sich von diesem Bereich aus wie eine heilende Kraft im ganzen Körper ausbreiten. Verweilen Sie eine kleine Weile während der Übung in dieser Lebensenergie, auch wenn diese Begegnung, diese Beziehung für Sie bereits Geschichte ist. Beenden Sie die Übung, indem Sie sich selbst die Aufforderung geben, dass die Bilder sich zurückziehen, atmen Sie dann tief durch, räkeln und strecken Sie sich wohlig durch und bringen Sie sich mit diesen Bewegungen wieder mehr nach außen, in dem Bewusstsein, dass diese Übung Sie gestärkt und genährt hat.

Den Tag achtsam beginnen – Sammeln Sie Glücksperlen!

Eine Übung, die den Blick auf die schönen Dinge im Leben schärfen kann, ist folgende:

Mancher versäumt das kleine Glück, während er auf das Große wartet.

Pearl S. Buck

Wenn Sie morgens in den Tag starten, stellen Sie sich vor, Sie würden zehn Perlen in Ihre linke Jackentasche stecken. Jedes Mal, wenn Ihnen an diesem Tag etwas Schönes, Aufbauendes oder Beglückendes widerfährt, legen Sie eine imaginäre Perle von der linken in die rechte Jackentasche. Das Besondere kann zum Beispiel der freundliche Busfahrer sein, der an der Haltestelle noch mit der Abfahrt auf Sie gewartet hat, die nette Bäckereiverkäuferin, die Ihnen ein Brötchen zum Probieren gratis in die Tüte gelegt hat oder die Mail von der Urlaubsbekannten, die Ihnen schreibt, wie schön es war, Ihnen begegnet zu sein. Also alles Begebenheiten, die gar nicht spektakulär sind, aber unsere Seele streicheln. Abends setzen Sie sich in Ruhe hin und überlegen noch einmal, ob und wie viele „Glücksperlen“ Sie an diesem Tag wohl in Ihrer rechten Jackentasche gefunden haben …

Das Gebet der liebenden Aufmerksamkeit für den Abend, um den Tag mit liebevollen Gedanken zu beschließen

Eine andere Möglichkeit, wieder mehr bei sich anzukommen, beschreibt Anselm Grün in seinem Brief „einfach Leben“ *(5/2008)* als „Liebende Aufmerksamkeit“. Er schlägt vor, am Abend den Tag noch einmal durchzugehen und zu überlegen, wo wir Dinge erlebt haben, für die wir dankbar sein können. Dazu können Sie folgende Übung machen:

Setzen Sie sich am Abend hin und gehen Sie in Gedanken den Tag durch.

Wann waren Sie ganz gegenwärtig und welche Augenblicke haben Sie besonders genossen? Wo haben Sie Kraft tanken können? Können Sie sich daran erinnern, was Sie gegessen haben? Haben Sie es mit Genuss essen können? Wo haben Ihre Augen etwas bewusst wahrgenommen und vielleicht auch bewundert? Wen haben Sie heute berührt und von wem wurden Sie berührt? Fühlten Sie sich dadurch angenommen oder gestärkt?

Wenn Sie feststellen, dass der Tag nicht ganz so verlaufen ist, wie Sie es sich gewünscht hätten, dann versuchen Sie, den jetzigen Moment für sich zu genießen. Sie brauchen nichts zu leisten oder zu bewirken. Vielleicht können Sie den Moment der gegenwärtigen Ruhe als Geschenk für sich annehmen.

Meditation zum Pläneschmieden

Suchen Sie sich einen ruhigen Ort, an dem Sie eine kleine Weile ungestört sein können. Formen Sie mit Ihren Händen eine Schale, betrachten Ihre Hände und stellen sich folgende Fragen *(nach A. Grün 1/2014):*

Was hat die Schöpfung Ihnen in die Hände gelegt, welche Fähigkeiten hat sie Ihnen geschenkt? Vielleicht Kraft, Klarheit, Zärtlichkeit, Kreativität oder den Mut anzupacken? Stellen Sie sich vor, was Sie in der Vergangenheit schon alles in die Hand genommen, was Sie angepackt, gestaltet und geformt haben.

Danach schauen Sie in die Zukunft:

Was kommt von außen auf Sie zu? Was können Sie selbst gestalten? Wo sollten Sie heute anfangen, Ihr Leben neu zu ordnen, zu klären, zu formen? Und welche Probleme, die vor Ihnen liegen, können Sie selbst in die Hand nehmen, um sie zu lösen?

Das Wunderbare im Alltäglichen

Eine weiterer Weg, die Energie-Schatzkiste zu füllen ist, eine Glücksliste mit den Dingen zu schreiben *(vgl. Pittroff 2006)*, die Ihnen Kraft geben und gute Laune machen. Schreiben Sie eine Liste mit 15 Dingen, die Ihnen gut tun und gönnen Sie sich jeden Tag oder jede Woche eine davon. Zum Beispiel ungestört ein duftendes Bad nehmen, sich das neueste Buch der Lieblingsautorin kaufen und sich Zeit nehmen, genüsslich darin zu schmökern, eine Kunstausstellung besuchen, in die Sauna gehen, Sushi beim Japaner bestellen, mit Freunden kochen, sich eine Massage- oder Kosmetikanwendung gönnen, ein erholsames Yoga-Wochenende buchen.

Die Kraft der Symbole

Die Kraft der Symbole kann uns, in schwierigen Lebenszeiten helfen. Pierre Stutz *(2001: 111)* schreibt in seinem Buch „50 Rituale für die Seele“: *„Ein Symbol hilft uns, das Leben nicht nur mit dem Verstand zu sehen; das ist eine eingeschränkte, eindimensionale Sichtweise. Das Symbol schafft Zwischenräume des Innehaltens.“*

So können Sie sich zum Beispiel eine große, leere Schale ins Zimmer stellen als Erinnerung, Schwieriges symbolisch immer wieder hineinzulegen, vielleicht auch auf einen Zettel zu schreiben, ihn in die Schale zu legen und später zu verbrennen. Auch tut es gut, nach einem anstrengenden Tag erst einmal ein Bad zu nehmen oder zu duschen, um sich auch symbolisch vom Stress des Tages zu reinigen und danach den Feierabend zu genießen. Wechseln Sie die Kleidung und ruhen Sie sich eine kleine Weile aus, um Abstand zum Tagesgeschehen zu bekommen.

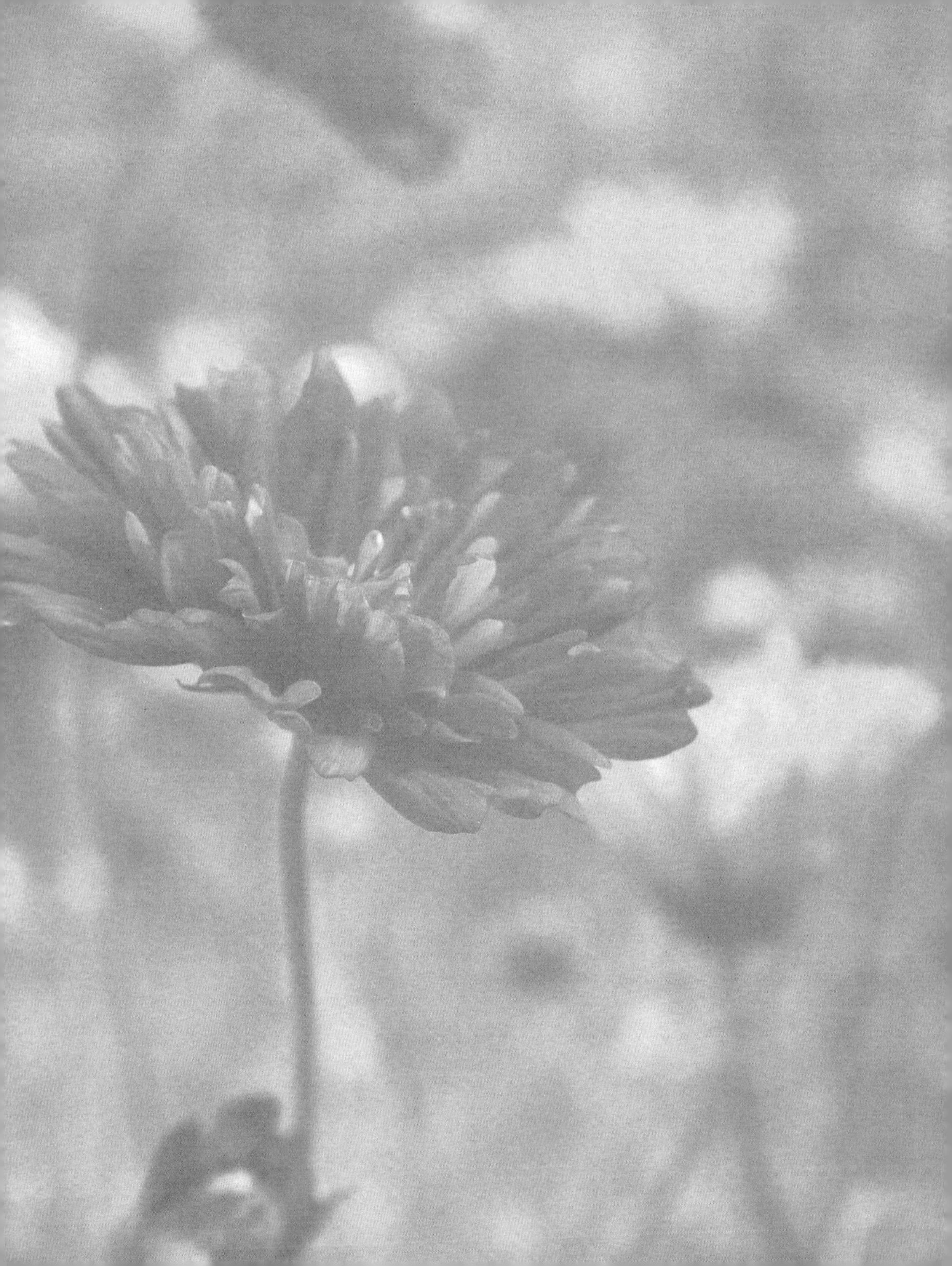

Wenn Sie auf den Geschmack gekommen sind: Vertiefende Gedanken zum Stillwerden

Den Geist beobachten, beruhigen und regenerieren

In aller Ruhe
Nimm Dir jeden Tag
Zeit, still zu sitzen
und auf die Dinge zu lauschen.
Achte auf die Melodie des Lebens, welche in Dir schwingt.

Gautama Buddha

Was bedeutet „Stillwerden"? Gemeint ist dabei nicht nur, mit dem Sprechen aufzuhören. Stillwerden bedeutet hier, innerlich ruhig und still zu werden. Eine Möglichkeit zu haben, zur eigenen Kraftquelle zurückzufinden und Schädliches und Überflüssiges loslassen zu können. Es hilft, Abstand zu finden zu den Gedanken, Bildern oder Gefühlen, die uns beeinflussen und unseren Geist und Körper daran hindern, aus der Mitte und unserer Kraft heraus zu denken und zu handeln. Der Weg dorthin ist, zum/r Beobachter/Beobachterin des eigenen Denkens und Handelns zu werden, so dass es uns mehr und mehr gelingt, uns weniger mit den Problemen zu identifizieren. Wir lernen, innerlich einen Schritt zurück zu treten, nehmen die Situation oder das Problem nicht mehr persönlich und können aus einer größeren inneren Freiheit oder Neutralität heraus entscheiden. Das klingt verlockend.

Um dies zu üben, beginnen Sie mit einer scheinbar ganz einfachen Position, dem „Stillsitzen". Es ist dabei sinnvoll und ratsam, regelmäßig zu üben, zum Beispiel jeden Morgen oder jeden Abend zur selben Zeit. Sie sollten es sich zur Gewohnheit machen, ein- oder zweimal am Tag ruhig zu sitzen. Dafür ist es wichtig, eine bequeme Sitzhaltung einzunehmen. Sei es am Boden auf einer Matte mit Hilfe eines Kissens oder Meditationsbänkchens oder auf einem bequemen Stuhl, dabei den Rücken geradezuhalten, den Kopf aufrecht, so dass Kopf, Hals und Rücken in einer Linie verlaufen.

Man kann dann mit drei – fünf Minuten Stillsitzen pro Tag beginnen und es auf etwa zwanzig Minuten pro Tag ausdehnen. Achten Sie darauf, dass Sie sich nicht verkrampfen oder ärgern, weil vielleicht der Rücken schmerzt oder Sie das Bedürfnis verspüren, sich zu bewegen. Lockern Sie sich zwischendurch, damit Sie nicht von einem schmerzenden Rücken oder eingeschlafenem Bein abgelenkt sind. Der nächste Schritt besteht in der Beobachtung der Atmung. Die Atmung zu beobachten ist aber gar nicht immer so einfach, wie es sich anhört. Man braucht schon viel Konzentrationsfähigkeit und Übung, um sich nicht ablenken zu lassen. Dabei geschieht es nicht selten, dass wir unseren Atem beeinflussen. Es kann passieren, dass wir schneller und flacher atmen als normalerweise. Auch das Gegenteil kann eintreten, dass wir tiefer und verlängert atmen. Damit der Geist und die Gedanken ruhig und klar werden, sollte der Atem „lang, fließend und fein werden", wie es in den Yogaquellentexten beschrieben wird. Allerdings ohne dass wir etwas bewusst verändern an unserer natürlichen Atmung. Die Beobachtung der Atmung dient uns dann als Eingangspforte zur Meditation. Der nächste Schritt besteht aus der Selbstbeobachtung. Gedanken, Erinnerungen, Bilder mögen auftauchen.

Vielleicht fragen Sie sich „Was mache ich eigentlich hier, das ist doch völlig verrückt. Kein Mensch in meinem Freundeskreis macht so etwas, ich könnte doch jetzt besser aufstehen und telefonieren oder ein Gläschen Wein trinken…" Nehmen Sie diese Gedanken wahr, schauen Sie sie an. Verstricken Sie sich aber nicht in ihnen. Sie werden zum/r Beobachter/in. Sollte der Geist hierhin und dorthin abschweifen ist es hilfreich, ganz bewusst wieder zur Atmung zurückzukehren. Die Atmung ist der Anker. Durch das ruhige Atmen kommt das Nervensystem zur Ruhe und Muskelpartien entspannen, die vom autonomen Nervensystem gesteuert werden.

Swami Rama *(1990: 79)* schreibt: „*Ein starker Körper, den ein unbesonnener Geist beherrscht, wird rastlos und krank. Man sollte sich der Wechselwirkung von Geist und Körper bewusst werden, denn beide haben eine so enge Beziehung zueinander, dass der Körper den Geist stören kann. Wenn der Körper krank ist oder Schmerzen leidet, dann geht es auch dem Geist nicht gut. Genauso schafft ein ruheloser Geist einen verspannten und nervösen Körper.*"

Bleiben Sie beständig, aber erzwingen Sie nichts. Dieses tägliche Stillsitzen und Stillwerden ist ein Weg nach innen zu Ihrem körperlichen und mentalen „Innenraum", eine Möglichkeit Kraft, Inspiration und Gelassenheit in sich selbst zu finden und aus einem klaren Geist heraus zu handeln.

In diesem Sinne wünsche ich Ihnen viel Spaß beim Ausprobieren der Übungen und hoffe, dass das vorgestellte Programm dazu beitragen wird, Ihnen zu mehr Wohlbefinden und Balance im Alltag zu verhelfen. Gönnen Sie sich von Zeit zu Zeit diese kleine Atempause, laden Sie sich selber ein – auf die duftende Blumenwiese …

Weite Dein Herz, um
alle Dinge der Welt zu umfassen.

Öffne dein Herz, um
alles Gute aufzunehmen.

Beruhige Dein Herz, um
dem Wandel der Zeit zu begegnen.

Japanisches Sprichwort

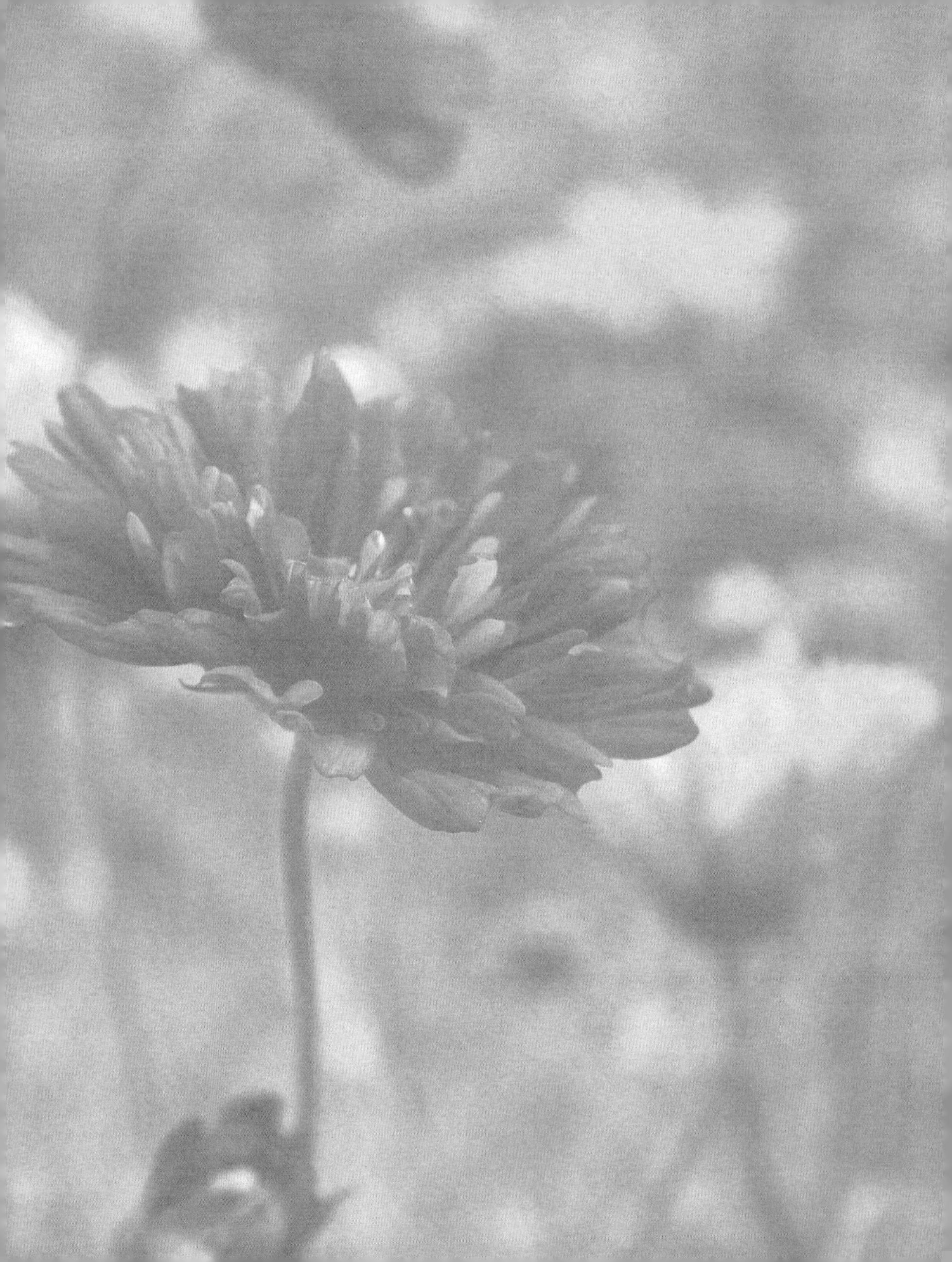

Literatur- und Quellenverzeichnis

Ausländer, Rose: Wieder ein Tag aus Glut und Wind. Gedichte 1980-1982. Frankfurt am Main, 1986: S. Fischer Verlag GmbH.

Ausländer, Rose: Im Aschenregen die Spur deines Namens. Gedichte und Prosa 1976. Frankfurt am Main, 1984: S. Fischer Verlag GmbH.

Aronson, Elliot; Wilson, Timothy D.; Akert, Robin M.: Sozialpsychologie. Pearson Studium. Müchen, 6. Auflage 2008.: Addison-Wesley Verlag.

Baumeiser, Roy; Leary, Mark R.: The need to belong. Psychological Bulletin 117, 1995, 497-529.

Grün, Anselm: Einfach leben. Nr. 1/2014. Freiburg i.Br., 2014: Herder Verlag.

Grün, Anselm: Zur inneren Ruhe finden. Einfach leben Thema Nr. 5/2014. Freiburg i.Br., 2014: Herder Verlag.

Helgeson, Vicky S. u.a.: Social support and adjustment. Health Psychology 15/1996, 135-148.

Karges, Carlo: Wer Schmetterlinge lachen hört. Sampler Novalis. 1978

Matthaei, Bettina; Trökes, Anna.: Yoga Kochbuch. Harmonie von Gesundheit und Genuss. München, 4. Auflage 2008: Graefe und Unzer Verlag.

Morgenstern, Christian: Stufen. Eine Entwicklung in Aphorismen und Tagebuch-Notizen. Herausgegeben von Margareta Morgenstern und Michael Bauer. München, 1922: R. Piper und Co. Verlag.

Osho: Das Orangene Buch: Die Osho Meditationen für das 21. Jahrhundert. Köln, 14. Auflage 2008.: Edition Innenwelt.

Pittroff, Uschka; Niemann, Christine; Regelin, Petra: Wellness. München, 2006: Graefe und Unzer Verlag.

Rama, Swami.: Ganzheitlich leben: Eine praktische Anleitung. Ahrensburg, 1990.: Ganzheitlich Leben.

Reddemann, Ulrike: Orte der Geborgenheit finden. In: Einfach leben 5/2014, 9-11.

Seligmann, Martin E.P: Positive psychology progress. In: American Psychologist, 60/2005, 410-421.

Stutz, Pierre: 50 Rituale für die Seele. Freiburg i.Br., 1990: Herder Verlag.

Thich Nhat Hanh: Ich pflanze ein Lächeln: Der Weg der Achtsamkeit. München. 17. Auflage 1992: Arkana Verlag (Verlagsgruppe Random House).

Thich Nhat Hanh: Lächle deinem eigenen Herzen zu. Freiburg i.Br., 12. Auflage 2007: Herder Verlag.

Trökes, Anna: Das große Yoga Buch. Das moderne Standardwerk zum Hatha-Yoga. München, 2004: Graefe und Unzer Verlag.

Weidner, Jens: Die Peperoni-Strategie. So nutzen Sie Ihr Aggressionspotential konstruktiv. Frankfurt am Main, 2011: Campus Verlag.

Über die Autorin

Seit mehr als zwanzig Jahren befasst sich die Autorin mit Yoga und Meditationstechniken. Mit achtzehn Jahren erlernte sie die *Transzendentale Meditation* nach *Maharishi Mahesh Yogi*. Sie absolvierte die – von der *Gesellschaft für alternative Medizin* anerkannte – 3-jährige Ausbildung zur Yogalehrerin und ist Mitglied im *Berufsverband der Yogalehrenden e.V. (BDY).*

Es folgten zahlreiche Fortbildungen bei *Anna Trökes* in Berlin und Hamburg. Bei einem Vortrag in Hamburg begegnete sie dem vietnamesischen buddhistischen Zenmeister *Thich Nhat Hanh*, dessen Lehre über die „Kunst des achtsamen Lebens" sie bis heute inspiriert.

Sie arbeitete als Kursleiterin, u.a. im *Evangelischen Frauenwerk* und der *Familienbildungsstätte Hamburg-Blankenese*, am *Gottlieb-Duttweiler Institut für Wirtschaft und Gesellschaft, Zürich,* an Volkshochschulen sowie in ihrem eigenen Yogastudio.

Einen Teil ihrer Kursgebühren spendete sie der *Deepana Stiftung* in Indien. Die Stiftung fördert Hilfsprojekte für Kinder im südwestlichen Teil Indiens. Derzeit unterstützt sie *Plan International* mit einer Patenschaft für ein kleines Mädchen in Bangladesch.

Weitere Informationen unter

www.birgit-weidner.de
www.yoga-im-hamburger-westen.de

Bild- und Abruckrechte

Fotografien
Die Fotoproduktion wurde von der Firma Jenkins Fotografie Hamburg erstellt. Abgebildet sind die Autorin Birgit Weidner (Yoga-Lehrerin) und ihre Tochter Laura Weidner (Psychologin BA).

Abdruckrechte
Die Kochrezepte auf den Seiten 50, 73, 96 und 118 wurden dem Buch von Anna Trökes, Bettina Matthaei: „Yogakochbuch" © 2008 GRÄFE UND UNZER VERLAG GmbH, München (Seiten 57, 64, 79 und 84) entnommen.

Die Gedichte von Rose Ausländer auf den Seiten 25 und 97 sind entnommen aus:

Rose Ausländer, Entfernt. Aus: dies., Wieder ein Tag aus Glut und Wind. Gedichte 1980-1982. © S. Fischer Verlag GmbH, Frankfurt am Main, 1986.

Rose Ausländer, Lichtkraft. Aus: dies., Im Aschenregen die Spur deines Namens. Gedichte und Prosa 1976. © S. Fischer Verlag GmbH, Frankfurt am Main, 1984.

Wir danken den genannten Verlagen für die Einräumung der Wiederabdruckrechte.

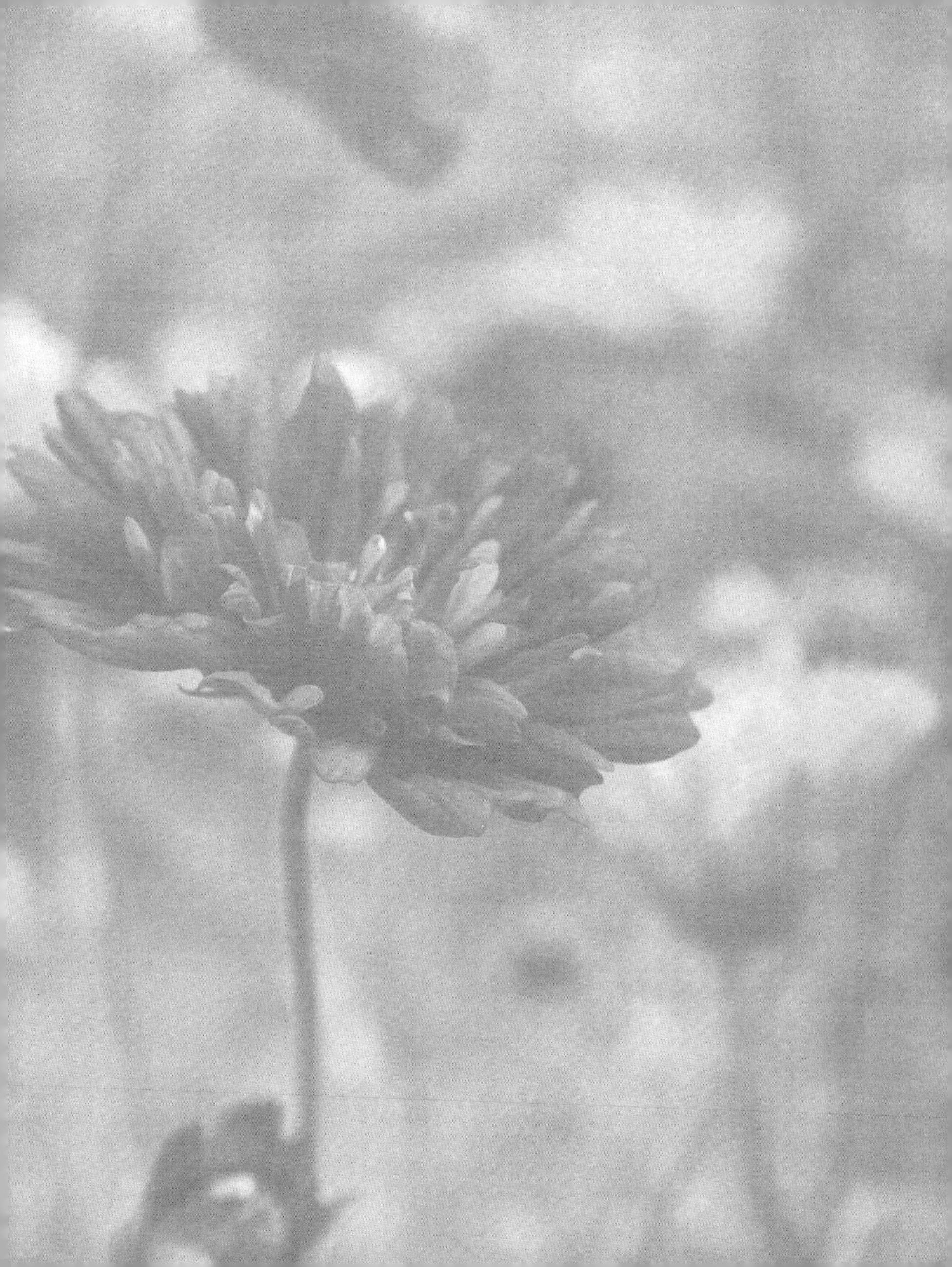